Anil Mane

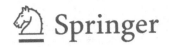

动脉血气分析
临床手册

Arterial
Blood Gas
Interpretation in
Clinical Practice

编　著　〔英〕安纽尔·梅恩
主　译　　纪世召
副主译　　王康安　刘　俊

U0325140

天津出版传媒集团
天津科技翻译出版有限公司

著作权合同登记号：图字：02-2021-221

图书在版编目(CIP)数据

动脉血气分析临床手册 / (英) 安纽尔·梅恩
(Anil Mane) 编著; 纪世召主译. —天津：天津科技
翻译出版有限公司, 2023.10 (2024.11 重印)

书名原文：Arterial Blood Gas Interpretation in
Clinical Practice

ISBN 978-7-5433-4364-1

Ⅰ.①动… Ⅱ.①安… ②纪… Ⅲ.①动脉-血液气
体分析-手册 Ⅳ.①R446.11-62

中国国家版本馆 CIP 数据核字 (2023) 第 094432 号

First published in English under the title
Arterial Blood Gas Interpretation in Clinical Practice
by Anil Mane
Copyright © Anil Mane, 2021
This edition has been translated and published under licence from
Springer Nature Switzerland AG.

授权单位：Springer Nature Switzerland AG

出　　版：天津科技翻译出版有限公司
出 版 人：方　艳
地　　址：天津市南开区白堤路 244 号
邮政编码：300192
电　　话：(022)87894896
传　　真：(022)87893237
网　　址：www.tsttpc.com
印　　刷：北京虎彩文化传播有限公司
发　　行：全国新华书店
版本记录：787mm×1092mm　32 开本　4.25 印张　100 千字
　　　　　2023 年 10 月第 1 版　2024 年 11 月第 2 次印刷
　　　　　定价：42.00 元

(如发现印装问题,可与出版社调换)

译者名单

主　译　纪世召

副主译　王康安　刘　俊

译　者　(按姓氏汉语拼音排序)

高豪杰　黄　洁　季　超　纪世召

刘　俊　陆剑瑜　舒付婷　佟希睿

王康安　王雨翔　张　伟　周紫萱

朱玉术

中文版前言

动脉血气分析已经成为临床诊疗中不可或缺的重要工具之一,其可以反映患者的呼吸功能、酸碱平衡和氧合情况等指标,对于严重疾病的诊断和治疗起到了至关重要的作用。然而,由于临床患者的多样性和动脉血气分析技术的复杂性,使许多医务人员在临床实践中对其理解和应用还存在着一定的困难。因此,如何帮助临床医务人员正确解读动脉血气分析结果,为复杂多变的病情分析和诊断提供重要线索是本书出版的初衷。

《动脉血气分析临床手册》是一本系统讲解动脉血气分析基本原理、方法和具体临床应用的专业书籍。本书注重实用性和可操作性,为读者提供了大量案例分析和临床常见问题的解决方法,可帮助读者更好地理解和应用动脉血气分析技术。

本书适合临床医生、护士和相关专业人员参考使用,尤其适合从事呼吸内科、急诊医学、烧创伤医学、重症医学等领域的医务人员阅读。希望本书可以成为广大医务工作者的口袋书,能够在临床诊疗的日常工作中成为我们的得力助手，在面对复杂动脉血气分析的困惑中迅速给予我们切实的帮助和指引。

纪世召

前　言

　　氧、二氧化碳、碳酸氢盐、酸和碱紊乱与人体多系统功能障碍存在着复杂的相互作用。这些紊乱既常见，又往往难以诊断，而且可能导致严重后果，甚至危及生命。

　　关于动脉血气分析的知识分散在医学教科书的各个章节中，包括肾脏病学、呼吸医学、生物化学、急诊医学和重症监护学。然而，缺少系统性阐述动脉血气分析的书籍或篇章。

　　希望本书能够填补空白，以简洁的方式将这些知识汇集于一处。

　　本书全面而实用，将帮助临床医生和护士提高诊疗水平，使患者更快地康复。

　　我要感谢以下医学专业人士，感谢他们的建议、贡献和评论。

- George Bugelli 博士，麻醉学顾问。
- Tony Shambrook 博士，麻醉学顾问。
- Martin Royale 博士，心脏病学顾问。
- Ajay Dixit 博士，精神病学顾问。

- Atanu Basu 博士,急诊医学顾问。
- Babukutty Korrula 博士,麻醉医生。

Anil Mane

于英国北威尔士

正常值范围和单位转换系数

注意:正常值范围可能因实验室而异。

	正常值(mg/dL)	乘以系数	转化为(mmol/L)
随机血糖水平	70~100	0.0555	4~6
血尿素	15~45	0.1665	2.4~7.1
血尿素氮(BUN)	7~20	0.357	
总血清钙	8.5~10.2	0.2495	2.1~2.55
血清磷/磷酸盐	2.5~4.5	0.3223	0.80~1.50
血清镁	1.8~3	0.4113	0.6~1.5

电解质

	正常值(mEq/L)	乘以系数	转化为(mmol/L)
血清钠	135~145	1	135~145
血清钾	3.5~5.5	1	3.5~5.5
血清氯	95~105	1	95~105
碳酸氢盐(HCO_3^-)	22~26	1	22~26
肌酐	0.8~1.4	88.4	70~124

- 血液 H^+:37~43nmol/L。
- 血清白蛋白:37~50g/L。

● 动脉实际碳酸氢盐(aHCO$_3^-$):22~26mEq/L。

● 动脉标准碳酸氢盐(sHCO$_3^-$):在体温或 37℃、正常 CO_2 水平和完全正常氧气水平下,21~27mEq/L。

注意:

1.PaO$_2$ 和 PaCO$_2$(单位:kPa)的值应乘以 7.5,以将其单位转换为 mmHg。

2.如果您的实验室提供了血清总 CO_2 值(tCO$_2$,单位为 mmol/L),并且如果您需要计算 HCO$_3^-$,则从 tCO$_2$ 值中减去 1。

声　明

　　患者的具体诊疗方案取决于临床情况、患者选择、临床医生选择、当地指南和实验室参数。本书提供的是有关诊断的一般原则和常见酸碱平衡紊乱的处理方法。

目 录

共同交流探讨 提升专业能力

智能阅读向导 为您严选以下专属服务

推荐书单

点击后可获取更多重症学图书推荐。

读者社群

读者入群可与书友分享本书的心得体会和重症相关知识，提升业务水平，马上扫码加入！

扫码添加
智能阅读向导

第 **1** 章
动脉血气操作

1.1　动脉血气分析(ABGA)的适应证

　　动脉血气分析(ABGA)适用于任何重症患者,也适用于氧气(O_2)、二氧化碳(CO_2)水平紊乱和酸碱失衡的患者。

　　ABGA 分析结果用于疾病的诊断和监测。

1.2　患者知情同意

　　•应告知患者该检查的性质和目的,患者的焦虑会导致通气过度,进而影响氧气和二氧化碳水平的读数。

　　•还应告知患者动脉穿刺可能比静脉穿刺更加疼痛(在某些情况下可以选择局部麻醉或浸润剂)。

1.3　采样方法

　　•使用 21 号或更小的针头。

1

- 用肝素注射器采集血样。
- 肝素(1000u/mL)仅用于填充注射器的无效腔。
- 也可以使用冻干肝素注射器抽取 2mL 血液。
- 采血部位首选桡动脉,也可选其他动脉,如股动脉。
- 针头与动脉的夹角应小于 45°,以减少对动脉的创伤。
- 采集的样本应立即进行分析。久置的样本容易出现 pH 值降低、$PaCO_2$(动脉血二氧化碳分压)升高、PaO_2(动脉血氧分压)降低,可能被误判为呼吸性酸中毒。
- 注射器中的肝素过量可能会导致结果有误,因为肝素是酸性的,会降低 $PaCO_2$ 和碳酸氢盐浓度,该样本可能被误判为代谢性酸中毒。
- 理想情况下,抽出的动脉血应该立即送检。
- 但是若将血样放在冰块中保存,可以延迟最多 1 个小时进行检测。
- 样品应立即密封,做法是盖上注射器帽,或将针头刺入提供的橡胶塞或塑料方块中。
- 注射器中的大气泡会提高 PaO_2、降低 $PaCO_2$。

1.4 采样时的意外情况

若抽到的是静脉血而非动脉血,这种样本可能会使结果变得难以解释。可以通过以下方法来鉴别动脉血和静脉血样本:

- 动脉血常迅速涌入注射器,而静脉血则不会。
- 动脉血的颜色是鲜红色的,若样本是鲜红色则肯定来自动脉血;静脉中的血液呈暗红色。但要注意,如果患者的动脉血含氧水平较低,则颜色可能加深。

• 如果通过脉搏血氧仪测量的血氧饱和度(SpO_2)远远高于通过血气分析测量的,则样本可能是静脉血样。

1.5　艾伦试验

• 手部有两条动脉,即桡动脉和尺动脉,在采样过程中可能形成桡动脉血栓。此时应保证尺动脉(手部的另一根主要动脉)通畅以确保手部血液灌注。

• 当桡动脉用于采集血样时,检查同侧尺动脉的通畅性非常重要,要通过艾伦试验进行检查。

• 在取样前,压迫桡动脉,如果尺动脉通畅,则手部灌注正常,因此手的颜色不会改变(灌注正常的手其颜色保持正常)。如果尺动脉不完全通畅,则手的颜色因为缺血而会变得苍白。

• 对于外周血管病患者,穿刺时应当避开外周动脉。

1.6　动脉穿刺并发症

• 操作者意外被针刺伤。

• 空气或血块栓塞。

• 局部麻醉剂引起的过敏反应。

• 动脉闭塞、血栓形成。

• 动脉痉挛。

- 出血。
- 采样部位感染。
- 局部血肿。
- 疼痛。
- 血管创伤。
- 血管迷走神经反应。

（纪世召　舒付婷　译）

第2章

氧气参数

有各种各样的参数用以描述血液中的氧水平和氧含量。

它们包括血氧饱和度（SpO_2 或 SaO_2）、氧分压（PaO_2）或 PO_2、氧含量（CaO_2）和氧输送（DO_2）。这些术语将在后面的章节中进一步阐述。

让我们从最常用的氧气参数开始阐述。

氧分压是广泛应用且相对可靠的参数，也被称为血液中的氧张力。它测量的是血液中溶解氧的压力，以千帕（kPa）或毫米汞柱（mmHg）为单位。

动脉血液中的二氧化碳分压（$PaCO_2$）也用类似的单位来测量。

2.1 动脉血气的正常值

● 正常动脉血气的 pH 值为 7.37~7.43（H^+=37~43nmol/L）；有些实验室动脉血气 pH 值的正常范围为 7.35~7.45。

● 动脉血气的 pH 值<7.35 被称作酸血症和酸中毒。酸血症和酸中毒这两个词在临床上经常被混用，但是它们之间

5

有微小的差别。酸血症是指酸性血液,而酸中毒则是指整个组织的酸性过剩。

- 动脉血气的 pH 值>7.45 被称作碱血症(或碱中毒)。
- 动脉血中正常的氧分压(PaO_2)为 12~14kPa 或 80~100mmHg。它随着年龄的增长而下降。在老年人中,PaO_2 处于 10~14kpa 的范围也是正常的。
- 动脉血中 $PaCO_2$ 的正常分压值为 4.7~6kPa 或 35~45mmHg。

　　(kPa 和 mmHg 的换算为:1kPa=7.5mmHg。)

- 碳酸氢盐(HCO_3^-)是碱性物质。动脉血液中正常的 HCO_3^-水平为 22~26mmol/L 或 mEq/L。为了计算方便,在本书中取 24mmol/L。
- 碱过量(BE)是指血液中 HCO_3值高于正常值 24mmol/L。
- 碱缺失指血液中 HCO_3浓度低于 24mmol/L。
- 正常的血钠值范围是 135~145mmol/L,血钾值为 3.5~5.5mmol/L,血氯值为 95~105mmol/L。

　　注意:检测的实验室不同,这些正常值的范围会略有不同。

　　另外,新式血气机还可以提供以下信息:

- 碳氧血红蛋白。它是血红蛋白与一氧化碳(CO)结合的百分比。通常不到 3%,但在重度吸烟者可以增加到 20%。
- 高铁血红蛋白:低于 2%。
- 乳酸水平,正常值范围是 0.5~2.2mmol/L。
- 钠、钾和钙的水平。
- 血氧饱和度。

正常 PaO_2 随年龄增长而下降。

过去，PaO_2 的正常值一般通过一个简单的公式来估算：

期望 $PaO_2(mmHg)=(105)-[$年龄（岁）$/2)]$。

但这个公式往往低估 PaO_2，因此不推荐使用。

2.2 什么是血氧饱和度

血氧饱和度是血红蛋白与氧结合的百分比。正常情况下，95%以上的血红蛋白与动脉血中的氧气结合。

2.2.1 血氧饱和度可以多种方式测量

- 在手指、耳垂、脚趾等身体部位放置血氧计探头，称为 SpO_2（外周测得的含氧血红蛋白饱和度）。SpO_2 中的 p 代表外周。
- 直接从动脉穿刺采集血液样本，并将样本放入血气分析仪分析。然后，血气分析仪可以测得 SaO_2（动脉血中测得的含氧血红蛋白饱和度）。SaO_2 中的 a 代表动脉。
- 在某些情况下，血氧饱和度可以用静脉血或毛细血管血来测量。

重要提示

明确血气分析仪是真的在测量，还是只是在计算饱和度是很重要的。

一些老式的 ABG 机器通过 PaO_2 来计算 SaO_2（使用我们稍后将讨论的"氧气分解曲线"），这样的结果用处不大。而新式的 ABG 仪器是在实际测量 SaO_2。

2.2.2　测量 SpO_2 的优势

测量 SpO_2 是一种廉价、方便、无创和非侵入性的方法，可以了解血液中氧气含量是否充分。

2.3　SpO_2 的缺陷

• 在外周血管疾病和外周循环受损导致休克时，SpO_2 可能不可靠。

• 黑色素性皮肤可能会给出不准确的读数。

• 血液中胆红素过多(例如，黄疸)可能会导致 SpO_2 假性降低。

• 深色指甲花染色剂文身可能会带来虚假的低 SpO_2 水平。

• SpO_2 与 PaO_2 之间并不存在线性关系。即使在 SpO_2 或 SaO_2 约为 90% 的情况下，患者的血液中也可能存在低氧(缺氧)的情况，而实际 PaO_2 可能非常低(氧的离解曲线可呈 S 形！)。

2.3.1　其他情况

在应激情况下，如缺氧、酸中毒或体温升高，血红蛋白会向组织释放更多的氧气。然而，在碱中毒和体温过低等相反的情况下，血红蛋白向组织释放的氧气减少。

其他血红蛋白，如胎儿血红蛋白和碳氧血红蛋白(一氧化碳中毒），向组织释放的氧气更少。

2.4　什么是氧容量和氧含量？

2.4.1　氧容量

每克血红蛋白可以与 1.34mL 氧气结合。例如，如果某人的血红蛋白含量为 15g%（150g/L），15×1.34=20.1mL，则其氧容量是 20.1mL。

2.4.2　氧含量

在大多数情况下，只有大约 95% 的血红蛋白是饱和的。20.1×95%=19mL。

这个值就是氧含量（CaO_2）。正常 CaO_2 为 16~22mL/dL（或 160~220mL/L）。此外，还有少量可以忽略不计的氧气溶解在血浆中。

动脉氧分压是血气分析中判断血液氧含量的常用参数。

2.4.3　误解

有一种普遍的误解，认为贫血时 PaO_2 会降低。请注意，PaO_2 是一种独立于血红蛋白的物质，这意味着即使在贫血的情况下 PaO_2 也可以是正常的。然而，贫血患者的 CaO_2 会降低。

CO 中毒是 PaO_2 可以表现为正常值的另一种危险情况。此外，CO 中毒患者的皮肤并不会变紫，这又增加了诊断的难度。因此，在疑似中毒时，应测量动脉血中碳氧血红蛋白的百分比。

新式的 ABG 仪器可以测量碳氧血红蛋白的百分比。

2.5　什么是氧输送?

即使在血液氧含量正常的情况下,如果心脏泵血效率不高,氧气也可能无法被输送到组织中。心脏需要充足的心排血量才能将血液输送到外周。这一概念被称为氧输送(D_2或 DO_2)。它是心排血量和 CaO_2 的乘积。

$$DO_2=每搏输出量(L/min)×CaO_2$$

2.5.1　动静脉血氧含量的差异

氧气由毛细血管从动脉侧输送到组织。组织提取氧气,血液从静脉回流。动脉血的氧含量必然高于静脉血。

如果我们从动脉血的氧含量中减去静脉血的氧含量,那么就可以很好地了解组织是否提取了充足的氧气。在某些情况下,如氰化物中毒或败血症,组织可能不能充分利用氧气(组织性缺氧),即使心排血量、血红蛋白、CaO_2 和 PaO_2 都正常。氧气被输送到组织,但它们无法提取氧气,未利用的氧气又回到了静脉。这就提高了静脉血中的氧含量。这导致动脉血的氧含量和静脉血的氧含量之间的差值减小。

近些年来,动脉血和静脉血氧含量之间的差异几乎被另一种简单的血液检验指标——血乳酸水平所取代。在缺氧的情况下,组织通过无氧代谢。无氧代谢会产生过量的乳酸。如果存在组织毒性缺氧,血乳酸就会升高。血乳酸水平被用作组织缺氧的指示器。只需测量血乳酸水平通常就足够了,而且可以让我们省去烦琐的氧含量计算。

2.6　缺氧

缺氧是 PaO_2 或 CaO_2 预期水平的下降。在实际应用中, PaO_2 低于 10.7kPa 被认为是缺氧。

2.6.1　缺氧的原因

为了理解缺氧,让我们复习一些生理学的基础知识。呼吸过程的第一步是呼吸,空气从环境中移动到组织中。空气从环境到肺泡的运动通常被称为“通气”。通气需要良好的胸部、颈部、腹部、膈膜肌肉的收缩。呼吸由位于延髓的“呼吸中心”控制。

在肺泡,氧气进入肺毛细血管,二氧化碳被排出进入肺泡。气体的跨毛细管运动被称为“换气”。为了携带氧气和二氧化碳,肺部需要血液“灌注”。含氧血液随后通过心脏流向外周组织。

在此过程中出现的任何一个严重问题都可能导致缺氧。但是,低氧还有一个可能的原因是环境。在高海拔地区,氧气浓度和压力降低。如果氧气浓度降低,吸入这种空气的人自然会缺氧。让我们循序渐进地看一看缺氧的原因:

1.高海拔

在海拔较高的地方,人们会发现大气压很低。这将降低空气中氧气的分压。因此,登山者可能会患上"高原病"。

2.通气困难

呼吸的第二步是将空气从外部输送到肺部,也就是通气。通气需要通畅的气道和良好收缩的呼吸肌,包括横膈膜。呼吸道的任何严重阻塞自然都会导致缺氧。通气困难被称为"通气不足"。通气不足有两种类型:

(1)神经肌肉:麻醉剂、麻醉药、镇静剂、外伤、脑炎、脑瘤等会使大脑呼吸中枢受抑制,导致肺通气不足。肋间肌肉和膈肌无力,如吉兰-巴雷综合征、重症肌无力、蛇咬伤等,可导致肺通气不足。

(2)肺泡:肺泡通气不足可见于各种情况,如慢性阻塞性肺部疾病(COPD)、严重哮喘、成人呼吸窘迫综合征(ARDS)或任何严重的肺部疾病。

换气不足也会导致缺氧,但它的特征是血液中二氧化碳含量升高(高碳酸血症)。PaO_2 下降,低于 10.7kPa 时被诊断为缺氧,称为"Ⅰ型呼吸衰竭"。我们将在本章后面的部分讨论缺氧问题。与高碳酸血症相关的低氧被称为"Ⅱ型呼吸衰竭"。

3.扩散障碍

如前所述,一旦空气进入肺泡,氧气就会通过肺泡-毛细血管膜从肺泡流向毛细血管,二氧化碳以相反的方向从毛细血管向肺泡移动。气体在肺泡间的运动称为"弥散"。

大多数肺部疾病都会导致"弥散障碍",从而导致缺氧。常见的有哮喘、肺炎、纤维化、渗出、晕厥、肺水肿等。

4.分流

肺部需要足够的血液循环来运输气体,这就是众所周知的"灌注"。在某些情况下,例如,肺动脉中的血栓(肺栓塞)在肺的某一节段可能不容易被观察到。简单地说,空气到达肺泡,但肺泡缺乏血液来运输氧气。这种灌注缺乏会导致缺氧,即所谓的"通气/灌注失调"。而血液可以到达肺泡,但在没有充分氧合的情况下返回心脏,即所谓的"分流"。分流有三种类型。

(1)生理性分流:大部分血液是通过肺动脉进入肺部。其中,大部分肺动脉血进行气体交换获得氧,而一小部分(10%~15%)的血液在肺部未获得氧。

(2)患肺部疾病时,大量的肺动脉血可能没有进行气体交换。肺动脉血在没有获得氧的情况下返回心脏("分流")。常见的例子是肺炎。

(3)心脏分流:我们知道,右心射出的血液是静脉血,它进入肺部供氧,然后回到左心。心脏左侧的血液是含氧的。当左心和右心之间有连接时,血液可以从右心直接流向左心,而不是流向肺部。例如,先天性紫癫性心脏病、法洛四联症、房间隔缺损或室间隔缺损的反流等。在这些情况下,房间隔或室间隔之间有"洞",并且是相通的。

5.心排血量减少

如果心排血量减少,即氧输送减少,则可能会导致所需要的血量达不到组织,导致组织缺氧。这可能发生在心肌疾病中,如大面积心肌梗死或心源性休克。

6.贫血和异常血红蛋白

我们知道,我们需要正常的血红蛋白来携带氧气。低血红蛋白或异常血红蛋白的携氧能力有限。异常血红蛋白的例子有硫代血红蛋白或高铁血红蛋白。

注意,贫血时 PaO_2 正常,但 CaO_2 降低。CO 中毒时 PaO_2 也正常。

7.组织毒性/组织缺氧

受损组织不能从血液中提取氧气,例如,感染性休克或氰化物中毒。SaO_2、PaO_2、CaO_2 均正常,但血清乳酸水平升高。

请注意,严重疾病的常规 SaO_2 或 PaO_2 检测值可能不会提示缺氧,常见的例子是肺栓塞。约 15%的肺栓塞患者的 PaO_2 或 SaO_2 都可能正常。呼吸频率(RR)的增加可能是机体对缺氧的代偿。

2.7　谁的缺氧程度更高?

在下面给出的两个例子中,哪位患者的缺氧程度更高?

患者 1:血红蛋白为 10g/dL,血氧饱和度为 85%。碳氧血红蛋白(COHb)是 5%。

患者 2:血红蛋白为 14g/dL,血氧饱和度为 70%。COHb 是 2%。

第一位患者的血氧饱和度为 85%。COHb 为 5%。因此(85-5),只有 80%是真正饱和的氧气。每克血红蛋白含有 1.34mL 氧气。因此,10 克将携带 1.34×10=13.4mL 氧气。然而,其中只有 80%是真正饱和的。因此,CaO_2 为 13.4×80%=

10.7mL/dL。

第二位患者的血氧饱和度(SaO_2)为 68%(70−2)。

$$CaO_2 是 1.34 \times 14 \times 68\% = 12.7mL/dL$$

第一位患者的 CaO_2 为 10.7mL/dL,第二位患者的 CaO_2 为 12.7mL/dL,那么自然是第一位患者更缺氧。

请注意:还有少量溶解的 O_2,这是 CaO_2 的一部分,其相当于 $0.0003 \times PaO_2$。这未包括在上面的例子中,因为我们没有有关 PaO_2 的信息。在大多数临床的情况下,溶解氧量是可以忽略不计的。

正如我们所知道的,从生理学的角度来看,在缺氧、酸中毒、高热等情况下,氧解离曲线右移。这些改变了 SaO_2 的值,在根据 PaO_2 计算 SaO_2 时应考虑到这一点。

2.8　FiO_2 是什么?

它是吸入空气中氧气的占比(或百分比),即吸入氧浓度。正常情况下,当我们呼吸室内空气时,空气中的氧含量约为 21%,因此我们吸入的空气中 FiO_2 为 21% 或 0.21。

同理可知:

35%氧气=FiO_2 35%或 0.35

40%氧气=FiO_2 40%或 0.4

60%氧气=FiO_2 60%或 0.6

80%氧气=FiO_2 80%或 0.8

100%氧气=FiO_2 100%或 1(约等于)

2.9 什么是吸入氧分压 PiO_2？

气体均具有压力。氧气是一种气体,它像任何其他气体一样产生压力。PiO_2 是吸入的气体中氧气的分压,即吸入氧分压。在吸气过程中,随着氧气从空气进入血液,吸入氧分压持续下降。

我们来计算一下 PiO_2:

海平面上的大气压是 760mmHg(将这个数字除以 7.5 得到以 kPa 表示的读数,即 101kPa)。如果你想知道你所在地区的确切气压,可以向当地气象局查询。

氧气约占空气的 21%,即 0.21。因此,空气中的氧分压是 0.21×760=159mmHg 或 0.21×101=21.2kPa(图 2.1)。

吸气时,空气进入呼吸道,遇到呼吸道中的水蒸气而湿化。水蒸气的分压为 47mmHg(6.2kPa)。水蒸气会进一步阻挡和稀释氧气。因此,氧分压下降得更多。水蒸气的分压应从大气压力中减去。

等式就变成了:760−47=713mmHg (或者 101−6.2=94.8kPa)。

吸入气氧分压就变成了:713×0.21=149mmHg(或 94.8×0.21=19.9kPa)。

这就是计算 PiO_2 的方法。

2.10 什么是 PAO_2？

PAO_2 是肺泡内氧气的分压,即肺泡内氧分压(请不要

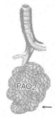

- 在水平面大气压值为 760mmHg。
- 空气中 21% 是氧气。
- 因此, $PiO_2=0.21×760=159$mmHg。

- PiO_2 通过鼻和咽部时被水蒸气稀释掉 47mmHg。
- $159-47=112$mmHg

PiO_2 在肺泡中进一步被 CO_2 稀释。

肺泡中的 CO_2 分压和动脉血中的 CO_2 分压基本相同, 即 40mmHg(尽管需要呼吸熵进一步修正)

图 2.1 PiO_2、PAO_2、PaO_2 的基础值和 PAO_2-PaO_2 差值。

把它与 PaO_2 混淆。一个是大写 A, 另一个是小写 a)。当氧气进入肺泡时, 分压进一步下降。由于肺泡中二氧化碳的存在, 使得氧气被稀释, 就会发生这种情况。因此, 我们把 PiO_2 减去肺泡中二氧化碳的分压, 可得到 PAO_2。肺泡中二氧化碳分压几乎等于动脉血中 $PaCO_2$, 但它需要除以呼吸熵(RQ)。

(呼吸熵, 指生物体在同一时间内, 释放二氧化碳与吸收氧气的体积之比。RQ 取决于我们吃的饮食类型:纯碳水化合物饮食为 1, 纯脂肪饮食为 0.7。在大多数情况下, 为计算方便, 可以将其当作 0.8。随着 FiO_2 增加, RQ 降低。当 FiO_2 为 100%时, RQ 为 1。因此, 当下 FiO_2 超过 60%时, 请不要在公式中使用 RQ)。

总结一下我们到目前为止讨论过的内容。通过公式计算 PAO_2:

$$PAO_2=PiO_2-(PaCO_2/RQ),当 RQ=0.8$$

$$即为 PAO_2=PiO_2-(PaCO_2/0.8)$$

正如我们在上一节中看到的,PiO_2 计算公式为:

$$PiO_2=FiO_2×(大气压-水蒸气压力)$$

海平面的大气压约为 101kPa(760mmHg);水蒸气压力为 6.2kPa(47mmHg)。

因此,对于一个正常健康的成年人来说:

$$PiO_2=FiO_2×(大气压-水蒸气压力)$$

$$PiO_2=0.21×(101-6.2)kPa 或 PiO_2=0.21×(760-47)mmHg$$

$$PiO_2=0.21×94.8kPa 或 PiO_2=0.21×713mmHg$$

$$PiO_2=19.9kPa 或 PiO_2=149mmHg$$

$$（注意不要混淆 PiO_2 和 FiO_2）$$

请记住,PiO_2 是如何使用 FiO_2 计算的。还请注意,PiO_2 是用来计算 PaO_2 的。

现在让我们回到 PAO_2:

$$PAO_2=PiO_2-(PACO_2/0.8)$$

让我们计算正常的 PAO_2, 假设 PiO_2 为 19.9kPa (149mmHg),$PaCO_2$ 为 5.3kPa(40mmHg)。

$$PAO_2=19.9-(5.3/0.8)=13.3kPa 或 99.6mmHg$$

请注意,PAO_2 和 PiO_2 总是通过血气分析计算得到的,而 $PaCO_2$ 的值是在血气分析中测量得到的。

到目前为止, 我们已经知道如何计算肺泡中的氧分压, 即 PAO_2。

现在,让我们来问一个问题:PAO_2有什么用呢?

它是用来计算PAO_2和PaO_2的差值,即PAO_2-PaO_2。

例如,在一个正常健康的成年人:

PAO_2=13.3kPa(在前文中已经计算过)

PaO_2=12.6kPa(血气分析中可以测得)

$$PAO_2-PaO_2=13.3-12.6=0.7kPa$$

(以 mmHg 为单位的计算实例在后文的案例报告中提供。)

PAO_2和PaO_2的正常差值小于3kPa(23.5mmHg)(请再次记住,PAO_2是由我们计算的,PaO_2是通过血气分析测量的)。

然后用肺泡内氧分压和动脉血氧分压之差(PAO_2-PaO_2)来确定缺氧的原因。让我们来看看下面三个引起缺氧的原因:

1.高海拔

吸气时空气进入肺泡。在大气压力较低的高海拔地区,PAO_2也会较低。因此,进入动脉的氧气较少,导致动脉血氧分压较低。此时,PAO_2和PaO_2都降低,因此PAO_2-PaO_2的差值仍然是正常的,即小于3kPa。

2.神经肌肉疾病导致通气不足

吸气需要通过肋间肌和膈肌的收缩来扩张胸壁。如果肌肉无力或呼吸中枢兴奋性下降(神经肌肉导致的通气不足),则所需的空气或氧气可能达不到肺泡,这将降低PAO_2。由于肺泡内氧分压降低,进入动脉的氧气将减少,从而导致PaO_2下降。因此,PAO_2和PaO_2都下降。这将使肺泡-动脉氧分压差(PAO_2-PaO_2)仍然保持正常,即小于3kPa。

3.肺疾病

现在让我们看看肺疾病会导致什么变化。在海平面大气压水平下,假设呼吸肌没有任何问题,正常的空气进入肺泡,保持 PAO_2 正常。但如果患者患有肺疾病,那么进入动脉的氧气就会减少,导致 PaO_2 下降。正常 PAO_2 与低 PaO_2 的差值大于 $3kPa(23.5mmHg)$。这就是我们利用 PAO_2 和 PaO_2 之间的差值来寻找导致缺氧原因的原理。这种差值也称为肺泡–动脉氧分压梯度。

让我们再回忆一下这些知识点。如果缺氧时,肺泡–动脉氧分压差正常(小于 $3kPa$),那么缺氧就是由高海拔或神经肌肉导致通气不足所致。如果缺氧时肺泡–动脉氧分压差增加,那么缺氧就是由肺疾病导致的。这听起来很复杂,其实很容易!当患者可能有两种或两种以上引起缺氧的疾病时,这种方法对于确定复杂患者缺氧的原因很重要。例如,麻醉药品中毒患者的呼吸中枢可能会受到抑制,从而导致缺氧,而 PAO_2-PaO_2 是正常的。同一患者也可发展为吸入性肺炎(一种肺疾病),从而导致肺泡–动脉氧分压差增大。

2.11　注意事项

心脏分流(如室间隔缺损反流)也会导致肺泡–动脉氧分压差增加。

问题	如何区分心脏分流和肺疾病？
回答	给患者吸 100% 纯氧。如果是心脏分流导致的缺氧，则动脉血氧不会有改善。

2.12　氧合指数

很多时候，我们需要对吸氧的患者进行动脉血气分析。轻度缺氧的患者可能表现为正常的血氧水平。假设动脉血氧分压正常，患者有可能得不到进一步的评估。

在这种情况下，一个简单的公式可能会有所帮助。它是以 mmHg 为单位的 PaO_2 与 FiO_2 之比。如果比值小于 300，则为缺氧。但如果大于 300，则不能完全排除缺氧的存在。

举个例子：

PaO_2 是 70mmHg，FiO_2 是 28%，则二者的比为 70/0.28=250<300。

如果患者的条件允许，最好在开始吸氧之前采集动脉血样本。但是，在危急的临床情况下及时给氧也是至关重要的，如果特意去等待动脉血样本采集完毕再给氧是不明智的！

（佟希睿　译）

第 **3** 章

Ⅱ型呼吸衰竭/高碳酸血症

3.1 高碳酸血症

- 当 $PaCO_2>45mmHg(6kPa)$ 即为高碳酸血症。[也有一些权威机构认为 $PaCO_2>48mmHg(6.5kPa)$ 为高碳酸血症。]
- 肺通气不足是高碳酸血症最常见的原因。其常见病因有呼吸中枢抑制、呼吸肌无力。肺泡通气不足也见于慢性阻塞性肺部疾病(COPD)、哮喘严重发作、ARDS、其他慢性肺疾病、脊柱后凸和睡眠呼吸暂停综合征。
- 感染和发热等高代谢状态,会增加 CO_2 的生成。如果通气和肺部功能正常,那么过度产生的 CO_2 就很容易从肺中排出。而通气不足(机械通气)或有肺疾病的患者,造成 CO_2 蓄积,导致 $PaCO_2$ 升高。

3.2 什么是呼吸衰竭?

呼吸衰竭有两种类型:

Ⅰ型呼吸衰竭:以动脉内血氧分压不足为特征,即 PaO_2

下降(低氧血症)。

根据某些定义,当 $PaO_2<80mmHg(10.7kPa)$ 时即为低氧血症。[另一些临床医生则认为 $PaO_2<60mmHg(8kPa)$ 为低氧血症。]

Ⅱ型呼吸衰竭:低氧血症伴有高碳酸血症。

3.3　酸中毒

当动脉血 pH 值<7.35 时,即为酸中毒。(一些权威机构将 pH 值<7.32 称为酸中毒。)

酸中毒有两种类型:

1.呼吸性酸中毒

体内产生的二氧化碳,与水结合生成碳酸(H_2CO_3)。

$$CO_2+H_2O=H_2CO_3$$

因此,CO_2 是一种潜在的碳酸。

这种由于 CO_2 水平升高导致的酸中毒被称为呼吸性酸中毒。(呼吸性酸中毒的主要异常表现是 $PaCO_2$ 升高。)

机体通过生成更多的缓冲液或碱,如碳酸氢盐(HCO_3^-),来中和酸中毒的影响。

$$H_2CO_3=H^++HCO_3^-$$

CO_2 升高导致碳酸氢盐水平升高。这个过程即为代偿。

呼吸性酸中毒的代偿过程可持续发生,但可分为急性期代偿和慢性期代偿。

急性期代偿发生在最初的 1~2 个小时内,H_2CO_3 电离成 H^+ 和 HCO_3^-。CO_2 每升高 10mmHg(1.33kPa),则 HCO_3^- 升

高 1mmol/L(近似值)。

慢性期代偿至少需要 5 天,这一过程需要肾脏通过重吸收或再生更多的 HCO_3^- 来完成。CO_2 每升高 10mmHg (1.33kPa),则 HCO_3^- 升高 4mmol/L(近似值)。

2.代谢性酸中毒

我们将在第 6 章讨论代谢性酸中毒。

3.4 Ⅱ型呼吸衰竭或肺通气不足(CO_2潴留)的原因

二氧化碳潴留在体内主要是由于产生过多或排泄不足。

二氧化碳产生过多可出现在高碳水化合物饮食后以及高分解代谢状态时(如脓毒血症)。正常的通气能够通过增加呼吸频率来去除肺部多余的 CO_2,也就不会发生 CO_2 潴留。然而,如果患者采用固定机械通气模式(通气不足)并出现脓毒血症,则可能会出现 CO_2 潴留。

肺通气是由大脑的呼吸中枢控制,并由肋间肌和膈肌执行。

如果有涉及呼吸中枢的疾病,或者存在呼吸肌无力或胸壁或肺部无力或僵硬的情况,就会发生通气不足。

通气不足的原因通常分为四种类型:

1.中枢性(神经)肺通气不足

任何能抑制呼吸中枢的情况都能引起通气不足。例如,麻醉药、镇静剂过量、脑外伤、脑出血、脑血管意外、脑炎、脑水肿、脑肿瘤、中枢睡眠呼吸暂停综合征、延髓脊髓灰质炎和有机磷中毒等原因。

用镇静剂治疗癫痫状态和破伤风,都会抑制呼吸中枢。

2.呼吸肌无力

任何导致肋间肌或膈肌疲劳、无力或麻痹的情况都可能导致通气不足。

常见例子:

(1)脊髓高位病变可影响肋间肌和膈肌,导致其虚弱或瘫痪。可见于脊髓损伤、多发性硬化症、运动神经元疾病、脊髓灰质炎等疾病。

(2)吉兰-巴雷综合征等周围神经疾病也可引起肋间肌无力或麻痹。

(3)神经肌肉连接处的病变,如重症肌无力、肉毒杆菌中毒、破伤风、神经麻痹性蛇咬伤和黑寡妇蜘蛛中毒;或是氨基糖苷类、曲醛、琥珀胆碱等药物,均会导致肋间肌无力或瘫痪。

(4)肌肉疾病,如肌炎、肌病、家族性周期性麻痹、低钾血症或高钾血症,均会影响肋间肌。

3.胸壁的僵硬影响胸壁的运动

可见于强直性颈椎病、类风湿关节炎、脊柱侧凸、肥胖、肋骨骨折、腹水和胸壁肿瘤。

4.呼吸道和肺部的疾病

任何严重的呼吸道疾病,包括上呼吸道疾病,如喉部疾病、周围性睡眠呼吸暂停综合征、血管性水肿、喉痉挛,可导致通气不足。

严重的下呼吸道疾病,如哮喘、COPD 或毛细支气管炎,是呼吸衰竭的常见原因。任何严重的肺部疾病,如肺纤维化、间质性肺疾病、肺不张、成人呼吸窘迫综合征(ARDS)、肺水肿、支气管肺炎等,也会导致通气不足。

需要注意的是,以上所列疾病并不详尽无遗。

3.5　二氧化碳潴留的临床特征

高碳酸血症的临床特征取决于引起二氧化碳潴留的原发疾病。然而,二氧化碳潴留也有其自身的临床特征,主要表现在呼吸系统、神经系统和心血管系统。

呼吸系统:呼吸急促、发绀、肺动脉高压等。

神经系统:被称为肺性脑病或二氧化碳麻醉。二氧化碳潴留导致脑血管舒张、颅内压升高(脑水肿),并导致头痛、精神错乱、攻击性、精神病、幻觉、瞳孔收缩、肌阵挛性抽搐、扑动震颤、癫痫、足底反射、乳头水肿、意识改变、昏迷等。

心血管系统:轻度至中度高碳酸血症可导致血管舒张,可引起脉搏跃动、皮肤发热、出汗等。然而,严重的高碳酸血症可导致心排血量减少、心律失常、肺心病、心力衰竭、全身性低血压等。

需要注意的是,即使存在严重的高碳酸血症,临床症状也可能不明显。因此,谨慎的做法是行动脉血气分析检查,测出确切的 $PaCO_2$。

3.6　急性呼吸性酸中毒的处理

对单个患者的处理取决于临床情况、患者的选择、临床医生的选择、当地指南和实验室检查指标。

治疗呼吸性酸中毒的原则如下：

- 遵循 ABC 的原则，即气道、呼吸和循环。
- 确保气道通畅。
- 氧疗。
- 快速逆转镇静剂或麻醉剂过量。
- 如果患者有血流动力学不稳定、意识改变、血液 pH 值<7.2 或 $PaCO_2$>60mmHg(8kPa)，可考虑插管和机械通气。
- 根据具体状况进行适当的药物治疗，如支气管扩张剂、抗生素、激素、利尿剂。在通气的同时继续进行药物治疗。(即使在患者进行机械通气后，也必须继续进行药物治疗。)
- 如果患者血流动力学稳定，须继续监测；如果患者 pH 值>7.2 且 $PaCO_2$<60mmHg(8kPa)，则应开始上述药物治疗，并且每 20~30 分钟重复一次动脉血气分析。如果酸中毒、缺氧、高碳酸血症或临床状况恶化，则考虑机械通气。如果患者好转，则继续原治疗。

3.7　慢性呼吸系统酸中毒的处理

- 如果患者没有任何严重的高碳酸血症性脑病并且血流动力学稳定，则查看 PaO_2。如果超过 60mmHg(8kPa)，则根据呼吸衰竭的临床原因,继续适当的治疗,例如,支气管扩张剂、类固醇和抗生素以及适当水平的 FiO_2。

如果 $PaO_2<60mmHg(8kPa)$,则考虑 NIPPV(无创正压通气)并结合药物治疗。

如果患者在 NIPPV 后有所改善,则仅考虑继续药物治疗。但是,如果患者没有改善并表现出意识改变、血流动力学不稳定、发绀增加、pH 值下降、PaO_2 降低、$PaCO_2$ 升高的迹象,考虑插管和通气。

• 如果患者患有严重的高碳酸血症性脑病或血流动力学不稳定,则考虑插管和通气(如果确定患者需要进行复苏)。此外,还应包括适当的药物治疗,例如,抗生素、类固醇、支气管扩张剂和利尿剂,同时保证通气。

• 如果患者正在改善,请考虑 NIPPV 或药物治疗。

请注意,利尿剂仅在患者有心力衰竭或液体过量或有 ARDS 时才使用。

3.8　COPD 患者需要多少氧气?

一种常见的(错误的)观念认为,对 COPD 患者使用高流量的氧气会导致患者呼吸不足或呼吸暂停,并升高 $PaCO_2$,从而使临床状况恶化。

氧疗可减少肺血管收缩并增加无效腔通气量,使 $PaCO_2$ 升高,也会抑制呼吸中枢,因为缺氧会刺激呼吸中枢。

这只是事实的一半。

在临床实践中,死于缺氧的患者多于死于高碳酸血症的患者。与缺氧的危险相比,患者对于高碳酸血症的耐受性可能更好。因此,谨慎的做法是为患者提供充足的氧气,以使 PaO_2 达到 56~60mmHg(7.5~8kPa)的合理水平,此后再给予低流量氧气。

3.9　什么是无创正压通气?

无创正压通气(NIPPV)不需要插管,空气和氧气通过紧贴的面罩或鼻罩在压力下输送。NIPPV 可以在普通病房进行,因此既不需要 ICU/ITU 床位,也不需要训练有素的重症监护医生,也可作为机械通气后的脱机方法。NIPPV 是额外的支持,如果需要的话,它并不能替代传统的机械通气。

如果使用 NIPPV 后没有改善,患者可能不得不考虑机械通气。NIPPV 主要用于急性呼吸衰竭,同时,它也可用于社区的慢性疾病(例如,睡眠呼吸暂停综合征或神经肌肉性疾病)。

NIPPV 的适应证为:

1.尽管进行了最佳药物治疗和氧疗,但临床表现仍恶化

- 发绀加重。
- 缺氧性/高碳酸血症性脑病。
- 酸中毒加重。

2.客观标准(基于最佳医疗处理)

- 呼吸频率>25/分。
- 血液 pH 值<7.30。

- 血液 $PaCO_2 > 6kPa$。
- 在 FiO_2 为 60%时,血液 $PaO_2 < 7kPa$。

需要 NIPPV 的最常见临床情况是 COPD。

在下列情况下,NIPPV 不适用或禁用:

- 呼吸或心脏骤停。
- 心肺/血流动力学不稳定。
- 昏迷的患者。
- 需要从一家医院转移到另一家医院的患者。
- 急性呼吸麻痹,例如,吉兰-巴雷综合征、神经麻痹性蛇咬伤等。
- 破伤风或癫痫持续状态。
- 面部、咽部、食道外伤或烧伤。

所有上述患者都需要插管和常规机械通气。

3.10 插管和机械通气的适应证是什么?

这个问题的答案可以通过以下原则来简化。

"任何进行了最大程度的药物治疗和最佳氧疗但病情仍然恶化的患者,都需要机械通气(用于复苏)"。

心脏骤停、严重肺损伤、血流动力学不稳定等多种情况;当临床状况恶化需要紧急治疗时。在这些情况下,根据临床情况对患者进行直接插管和通气。

大多数情况下,插管的决定取决于临床情况和动脉血气分析结果。

以下为机械通气的适应证:

- 呼吸暂停。
- 呼吸频率>30 次/分或<5 次/分。
- 因呼吸困难而筋疲力尽。
- 意识水平下降。
- 血流动力学不稳定/低血压伴随缺氧。
- 严重的胸部创伤。
- 缺氧恶化——尽管进行了最佳氧疗，仍有中心性发绀或 PaO_2<60mmHg(8kPa)。
- 尽管进行了最佳药物治疗，但仍然出现高碳酸血症恶化，或高碳酸血症性脑病，或 $PaCO_2$>60mmHg(8kPa)。
- 酸中毒加重，尤其是当 pH 值<7.25 时。
- 潮气量<5mL/kg 或肺活量<20mL/kg。

以下是根据临床需要可以考虑插管和机械通气的进一步示例：

- 药物过量、头部受伤或脑出血后的气道保护。
- 在 100%氧气下，肺泡-动脉氧分压差(PAO_2-PaO_2)超过 60mmHg。
- 用于长期大手术或创伤后的恢复。
- 当吸气压力超过-20cmH$_2$O 时。(即朝着正压的一面变化。要知道，正常的深呼吸会产生更多的负压。)

3.10.1　什么是无效腔？

无效腔是呼吸道中不参与气体交换的部分。这里有两个术语：解剖无效腔和生理无效腔。解剖无效腔是从鼻子开始直到不参与气体交换的终末细支气管。生理无效腔还包括不参与气体交换的肺泡腔。

通常,解剖无效腔和生理无效腔的大小大致相同。在正常的健康成人中,无效腔的气体量大约等于潮气量的1/3。无效腔不参与气体交换,而是将气体输送到肺泡。空气必须要通过无效腔,因此会导致呼吸功的增加。

无效腔增加见于如下情况:

- 人工气道。
- 睡觉。
- 全身麻醉。
- 正压通气。
- 呼吸回路(机械通气时管道中的腔隙——译者注)。
- 颈部伸展和下颌突出(复苏过程中)。

与之相反,气管切开术减少了解剖无效腔,这又减少了呼吸做功。气管切开术还降低了气道阻力。当呼吸肌筋疲力尽或受损时,气管切开术有助于呼吸。因此,气管切开术对于从机械通气中脱机是有益的。

(王康安 黄洁 译)

第 **4** 章

呼吸性碱中毒

4.1 碱中毒

当动脉血的 pH 值超过 7.45 时,即为碱血症。"碱中毒"这个词指的是大多数组织的广义情况。出于实用的目的,这两个词在很多时候都是同义词。

碱中毒有两种类型:

(1)呼吸性碱中毒,主要异常是 $PaCO_2$ 水平降低(低于4.8kPa)。

(2)代谢性碱中毒,主要表现为 HCO_3^- 水平升高。我们将在第 8 章讨论代谢性碱中毒。

4.1.1 呼吸性碱中毒

呼吸性碱中毒的主要异常是 $PaCO_2$ 降低。这是过度通气导致的二氧化碳丢失。呼吸频率和(或)深度的增加会导致过度通气。

在任何类型的过度通气中,$PaCO_2$ 都会降低。

呼吸中枢受到刺激时,任何情况下都可能出现过度通气。这可能发生在安非他明、水杨酸盐等兴奋剂中毒时。

任何可能刺激呼吸中枢的脑部疾病(如脑干脑炎、多发性硬化症、创伤等)都可能导致过度通气,导致呼吸性碱中毒。

过度通气也可认为是对缺氧的反应,缺氧可导致呼吸频率增加。这可能发生在肺炎、肺栓塞、轻度哮喘发作等。

焦虑、恐慌、恐惧、疼痛等也会导致过度通气。

机械通气患者如果有意或无意过度通气,也可能会出现呼吸性碱中毒。

自然地,机体试图通过增加肾脏的排泄来降低血液 HCO_3^- 水平,以补偿呼吸性碱中毒。

因此,$PaCO_2$ 每下降 10mmHg(1.33kPa),HCO_3^- 在急性期会降低 2mmol/L,在慢性呼吸性碱中毒情况下降低 5mmol/L(4 天后)。

急性呼吸性碱中毒的代偿上限为 HCO_3^- 降低至 18mmol/L。

慢性呼吸性碱中毒的代偿上限为 HCO_3^- 降低至 12~15mmol/L。

在呼吸性酸中毒和呼吸性碱中毒均可见 $PaCO_2$ 和 HCO_3^- 向同一个方向变化。也就是说,如果 $PaCO_2$ 增加,HCO_3^- 也会增加,如果 $PaCO_2$ 降低,HCO_3^- 也会降低。

如果它们朝相反的方向变化,那么这可能表明更复杂的紊乱,我们将在第 7 章中阐述。

4.2 呼吸性碱中毒的原因

呼吸性碱中毒的原因总结如下：

在任何呼吸频率增加的情况下（呼吸急促），都可能导致呼吸性碱中毒。

如果呼吸中枢受到刺激，会导致呼吸急促，从而冲走二氧化碳，导致呼吸性碱中毒。

（1）快速呼吸的常见原因主要是由肺疾病引起的缺氧。

（2）其他可能刺激呼吸中枢的情况包括疼痛、焦虑、精神病、发热、创伤、脑炎、脑血管意外、出血等。

（3）刺激呼吸的药物包括儿茶酚胺、血管升压药、水杨酸盐、甲羟孕酮、多沙普兰、尼可刹米等。

（4）在肺炎、肺栓塞、胸壁创伤、纤维化等情况下刺激胸部受体可导致呼吸过速，进而导致呼吸性碱中毒。

（5）其他情况如怀孕、败血症、中暑、代谢性酸中毒恢复、机械通气过度，导致呼吸性碱中毒。

4.3 呼吸性碱中毒的临床表现

碱中毒可导致各种代谢异常，如低钾血症和低钙血症。

低碳二氧化物会导致血管收缩。

碱中毒使氧离解曲线向左移动，导致血红蛋白向组织释放的氧气减少。这些异常可能导致心血管和神经系统相关的临床特征。

4.3.1 心血管系统临床表现

呼吸性碱中毒可引起外周血管收缩、心绞痛、心肌缺血和心律失常，但并非所有患者都会出现这些症状。

呼吸性碱中毒并不像人们通常认为的是一种良性疾病！

4.3.2 神经系统临床表现

呼吸性碱中毒可导致脑血管收缩，从而降低颅内压。口腔周围和四肢感觉异常是一种常见症状。作者见过这种情况被误诊为周围神经疾病！也可能存在神经肌肉刺激，可导致手足抽搐、肌肉痉挛、低钙击面征、低钙束臂征，甚至喉痉挛。

患者可能会出现头晕、思维混乱、颅内压降低和癫痫发作等症状。

脑血管收缩可导致短暂性脑缺血发作和脑卒中。

4.4 呼吸性碱中毒的管理

如前所述，重度碱中毒可导致易感个体出现心律失常。当患者出现血流动力学不稳定、精神状态改变或心律失常时，尤其是 pH 值超过 7.55 时，应当立即纠正急性碱中毒是明智的。

这可以通过多种方法实现，例如：

(1) 可使用乙酰唑胺降低 HCO_3^-，或

(2) 通过超滤（用生理盐水替代）或使用低浓度碳酸氢

盐透析液进行血液透析。

(3)升高 $PaCO_2$:在封闭系统中重复呼吸,或使用控制性低通气。由于焦虑导致过度换气的简单病例,过去通常用纸袋呼吸来控制。只有在诊断明确的情况下,才能非常谨慎地使用该方法。另外,在纸袋中呼吸可能会有缺氧的危险,因此并不推荐使用该方法。

还有其他简单的方法。患者平卧位,然后将一只手放在胸部,另一只手放在腹部。(对于焦虑症导致通气过度的患者,往往手放在胸部的动作比放在腹部的多。)建议患者改变呼吸模式,多将手放在腹部。

焦虑症/慢性过度通气患者可以通过心理治疗、认知行为治疗和小剂量苯二氮䓬类药物得到改善。

● 应该强调的是,基础疾病也需要治疗。

慢性呼吸性碱中毒可能需要在封闭系统中重复呼吸。

(刘俊　王雨翔　译)

第 5 章
慧海拾珠·病例分析

5.1 慧海拾珠

• 麻醉药物(如阿片类药物)的毒性可抑制呼吸中枢,导致Ⅱ型呼吸衰竭(缺氧伴 $PaCO_2$ 升高)。麻醉剂同时会导致瞳孔收缩。

• 有趣的是,任何原因(如 COPD)造成的二氧化碳中毒,都会导致瞳孔收缩。

• 因此,很难判断瞳孔收缩的原因是二氧化碳中毒、麻醉剂过量, 还是两者兼而有之。确定瞳孔收缩的原因很重要,因为治疗上应用纳洛酮,很容易就能逆转麻醉剂中毒。这种情况,作者曾多次遇到过!

• 呼吸性碱中毒可引起脑血管收缩,从而降低颅内压。这一原理可以在颅内压升高的情况下用于治疗。因此,过度的机械通气可用于降低颅内压。

5.1.1 病例分析

病例 1：女性，19 岁，肺炎患者。动脉血气分析结果如下。

pH 值：7.42；$PaCO_2$：5.1kPa（38.7mmHg）；PaO_2：9.5kPa（71.2mmHg）；HCO_3^-：25mmol/L。

您对此有何解读？

答：pH 值、PCO_2 和 HCO_3^- 均正常。

轻度缺氧导致Ⅰ型呼吸衰竭。

病例 2：一名女学生主诉在被同学欺负后出现四肢和口周刺痛，从学校收入院。首诊医生认为这是一种外周神经疾病。呼吸频率（RR）为 33 次/分，动脉血气分析结果如下。

pH 值：7.58；$PaCO_2$：2.6kPa（20mmHg）；PaO_2：13kPa（97mmHg）；HCO_3^-：20mmol/L。

您对此有何解读？

答：pH 值偏碱性。

$PaCO_2$ 很低，是因为过度通气使二氧化碳被大量排出，HCO_3^-也随之降低。这表明存在呼吸性碱中毒，可能是由恐惧、焦虑导致的。

病例 3：一位 COPD 患者的动脉血气分析结果如下。

pH 值：7.32；$PaCO_2$：9kPa（67.5mmHg）；PaO_2：8.6kPa（65mmHg）；HCO_3^-：34mmol/L。

您对此有何解读？

答：PaO_2 降低，$PaCO_2$ 升高。这表明肺泡通气不足所致的Ⅱ型呼吸衰竭。由于呼吸性酸中毒，pH 值轻度偏低。HCO_3^-

代偿性增高,代偿已达到最大。

病例 4:男性,27 岁,因服用 20 粒安定、1 瓶威士忌及 4 罐啤酒入院。衬衫上有呕吐物的污渍。呼吸频率为 10 次/分。患者在急诊科开始吸氧,氧浓度为 28%。动脉血气分析结果如下。

pH 值:7.29;$PaCO_2$:8kPa(60mmHg);PaO_2:8kPa(60mmHg);HCO_3^-:26mmol/L。

您对动脉血气分析结果的总体判读是什么?患者有吸入性肺炎吗?

答:pH 值提示酸中毒。$PaCO_2$ 升高,PaO_2 降低,这是由于呼吸中枢抑制引起的 II 型呼吸衰竭。为了确定患者是否有吸入性肺炎(肺疾病),我们需要计算肺泡-动脉氧分压差($PAO_2 - PaO_2$)。

$$PAO_2 = PiO_2 - (PaCO_2/0.8)$$

其中:

$$PiO_2 = FiO_2 \times (大气压 - 水蒸气压)$$

(以下"或"之后的公式计算单位均为 mmHg)

$$PiO_2 = 0.28 \times (101 - 6.2) \text{ 或 } PiO_2 = 0.28 \times (760 - 47)$$

$$PiO_2 = 0.28 \times 94.8 = 26.5kPa \text{ 或 } PiO_2 = 203mmHg$$

$$PAO_2 = PiO_2 - (PaCO_2/0.8)$$

$$= 26.5 - (8/0.8) \text{ 或 } PACO_2 = 203 - (60/0.8)$$

$$= 16.5kPa \text{ 或 } PAO_2 = 128mmHg$$

$$PAO_2 - PaO_2 = 16.5 - 8 = 8.5kPa \text{ 或 } = 128 - 60 = 68mmHg$$

$PAO_2 - PaO_2$ 大于 3kPa 或 25mmHg,提示患者有肺疾病。结合该患者的病史,考虑为吸入性肺炎。

病例 5：女性，54 岁，因极度虚弱和呼吸急促来院就诊。有焦虑症/抑郁症病史多年。为治疗眼部疾病，服用乙酰唑胺 6 个月。动脉血气分析结果如下。

pH 值：7.40；$PaCO_2$：4kPa（30mmHg）；室内空气下 PaO_2：15kPa（105mmHg）；标准 HCO_3^-：12mmoL/L 或 mEq/L。

您对此结果有何解读？

答：pH 值正常。$PaCO_2$ 和碳酸氢盐降低，提示呼吸性碱中毒。在慢性呼吸性碱中毒中，$PaCO_2$ 每下降 10mmHg，HCO_3^- 浓度下降约 5mmol。在本病例中，$PaCO_2$ 下降 10mmHg（40–30）（以 40mmHg 为 $PaCO_2$ 正常值），慢性呼吸性碱中毒患者（如果该患者患有）的 $PaCO_2$ 下降 10mmHg，则 HCO_3^- 预期下降 5mmol/L。预期的 HCO_3^- 水平应为（24–5）=19mmol/L。然而，该患者体内的 HCO_3^- 浓度为 15mmol/L，低于预期的 HCO_3^- 浓度水平。

HCO_3^- 的降幅低得不成比例。肯定还有其他原因导致 HCO_3^- 偏低。

代谢性酸中毒是另一种导致 HCO_3^- 偏低的情况，将在下一章阐述。

（李超　译）

第 **6** 章

代谢性酸中毒(上)

6.1 代谢紊乱

6.1.1 代谢性酸中毒

对于采用西方饮食习惯的成年人,其机体每天会产生大约 15 000mmol 的 CO_2。如前所述,CO_2 是一种潜在的酸。通过下述转化公式可见:

$$溶解的 CO_2 + H_2O \leftrightarrow H_2CO_3 \leftrightarrow HCO_3^- + H^+$$

幸运的是,我们可以通过呼出 CO_2 来降低人体的酸负荷,这类酸被称为挥发性酸。

饮食中的含硫氨基酸代谢为硫酸,而硫酸这样的酸是无法通过呼出排出体外的。它们需要通过肾脏排出体外。这些被称为非挥发性酸。肾脏以磷酸盐和铵盐的形式排出氢离子(H^+)和其他可滴定酸。

$$HPO_4^{2-} + H^+ \rightarrow H_2PO_4^- \text{ 和 } NH_3 + H^+ \rightarrow NH_4^+$$

代谢性酸中毒是由以下原因引起的:

(1)酸(H^+)的积累。

(2)HCO₃⁻等碱性离子的丢失。

(3)肾脏酸代谢的减少。

1.酸的积累

- 有许多临床情况会产生过多的酸。
- 糖尿病酮症酸中毒(DKA),产生酮酸。
- 急性酸中毒产生乳酸。
- 甲醇、乙醇、乙二醇或丙二醇中毒,会代谢产生大量酸。
- 过量服用阿司匹林会导致乳酸性酸中毒。
- 饥饿会导致酮症酸中毒。

2.可发生碱性离子丢失的各种情况

- 严重的小肠腹泻导致富含碳酸氢盐的肠液大量丢失。
- 在胰瘘等疾病中含有碳酸氢盐的胰液大量丢失。
- 如果鼻胃管被错误地放置在十二指肠中,则会导致富含碳酸氢盐的肠液大量丢失。
- Ⅱ型肾小管酸中毒时,肾脏通过尿液排泄大量的碳酸氢盐。

3.导致酸中毒的肾脏疾病

- 肾小球滤过率降低会降低排泄氢离子的能力。
- Ⅰ型、Ⅲ型和Ⅳ型肾小管酸中毒,氢离子排泄减少。

除上述原因之外,还存在另一个可能,即“稀释性酸中毒”。这种情况一般发生于患者静脉输注过多的生理盐水,生理盐水会升高氯化物水平,导致酸中毒。

输注“平衡”的液体,如乳酸林格液,效果更好,因为这种液体含有乳酸,乳酸有可能转化为碳酸氢盐[1,2]。

当 pH 值和 HCO₃⁻值较低时,应怀疑代谢性酸中毒。

6.1.2 代谢性酸中毒的代偿

积聚的氢离子刺激大脑的呼吸中枢,引起换气过度。如此一来,挥发性酸,即二氧化碳就减少了。

在急性代谢性酸中毒中,代偿在半小时内开始,在 24 小时内完成,但代偿不会使 pH 值正常化。

在给定的简单代谢性酸中毒中,$PaCO_2$ 的预期水平可以通过以下非常简单的公式计算。

(1)以 mmHg 为单位的 $PaCO_2$ 预期水平=$1.5 \times HCO_3^- + 8 \pm 2$。

(2)以 mmHg 为单位的 $PaCO_2$ 预期水平等于 pH 值的最后两位数。例如,如果 pH 值为 7.25,则 $PaCO_2$ 约为 25mmHg。

(3)$PaCO_2$ 预期水平=$HCO_3^- + 15$。

请注意,上述公式在代谢性酸中毒为轻度至中度时最适用。对于严重的代谢性酸中毒,$PaCO_2$ 的最大代偿为 8~12mmHg。

代谢性酸中毒的主要异常是血气分析中 HCO_3^- 水平降低。在继续分析血气报告之前,让我们再考虑几个概念。

6.1.3 阴离子间隙(AG)

血液中含有许多离子,有的带正电,称为阳离子,有的带负电,称为阴离子。

阳离子的例子有 Na^+、K^+、Mg^{++}、Ca^+、溴化物等。

常规测量的阳离子有 Na^+ 和 K^+。Mg^{++} 和 Ca^+ 等被认为是"未检测阳离子"。

阴离子包括氯化物(Cl^-)、碳酸氢盐(HCO_3^-)、蛋白质、磷酸盐、乳酸盐、β–羟基丁酸盐、硫酸盐等。

钠(Na^+)、钾(K^+)、氯化物(Cl^-)和碳酸氢盐(HCO_3^-)是主要的临床检测指标。其他阴离子如硫酸盐、磷酸盐、乳酸盐、β–羟基丁酸盐等不属于常规测量范围,这些被称为"未检测阴离子"。

血液中通常存在阳离子和阴离子的电平衡,因此:

$$[Na^+]+[K^+]+[未检测阳离子]=[Cl^-]+[HCO_3^-]+[未检测阴离子]$$

相同的等式可以重新排列为:

$$未检测阴离子=[Na^+][K^+]+[未检测阳离子]-[Cl^-+HCO3^-]$$

未检测阴离子称为"阴离子间隙"。因此:

$$AG=[Na^++K^++未检测阳离子]-[Cl^-+HCO_3^-]$$

未检测阳离子的量非常少,可以忽略不计,从等式中剔除。因此:

$$AG=[Na^++K^+]-[Cl^-+HCO3^-]$$

例如,如果我们取正常值 $Na^+=140mmol/L$,$K^+=4.5mmol/L$,$Cl^-=105mmol/L$,$HCO_3^-=24mmol/L$.

那么,

$$AG=[Na^++K^+]-[Cl^-+HCO_3^-]$$
$$AG=(140+4.5)-(105+24)$$
$$AG=144.5-129$$
$$AG=15.5mmol/L$$

未测量的阴离子总量为 15.5mmol/L。正常的 AG 范围内 8~16mmol/L。(有些国家规定,不应把 K^+ 包括在测量值中,这样的话,AG 会降低 3.5~5.5。)

上述值是基于应用火焰光度法测量的阳离子和 HCO_3^- 等阴离子,以及通过比色法测量的 Cl^-。

然而,新式血气机使用离子选择性电极来测量电解质。使用它们检测时,AG 的正常范围是 3~11mmol/L。

*** 因此,重要的是,要注意实验室中使用的测量类型并获取其参考范围。

*** 每个实验室都有自己的 AG 参考范围。

本书以 AG 值为 11mmol/L 进行样本计算。

根据 AG,代谢性酸中毒被分为两种类型:

(1)高 AG 代谢性酸中毒

(2)正常 AG 代谢性酸中毒(NAGMA)

请注意,代谢性酸中毒的特点是 H^+ 离子增加。血浆中 H^+ 增加使得 K^+ 从细胞内跨细胞转移到血浆中,导致高钾血症。大多数引起代谢性酸中毒的情况都与高钾血症有关,除了 Ⅰ 型和 Ⅱ 型肾小管酸中毒,我们将在本章进一步讨论。代谢性酸中毒时,K^+ 也可能正常或偏低,常见于混合性酸碱紊乱、代谢性酸中毒伴腹泻。

6.2　高阴离子间隙代谢性酸中毒

诸如乳酸盐(乳酸)、硫酸盐(硫酸)、磷酸盐(磷酸)、丁酸盐(β–羟基丁酸盐)等阴离子在各种临床条件下升高,导致高阴离子间隙代谢性酸中毒。

高阴离子间隙代谢性酸中毒的常见情况是:

(1)乳酸酸中毒。

(2)中度至重度肾衰竭:肾脏无法排出以硫酸盐、磷酸盐形式积累的 H^+离子。

(3)糖尿病酮症酸中毒(DKA):胰岛素缺乏导致脂肪酸转化为 β–羟基丁酸盐、乙酰乙酸等。

(4)甲醇、乙二醇、水杨酸盐、副醛等中毒。

高阴离子间隙代谢性酸中毒的原因可以通过助记符如 MUDPILES 或 GOLDMARK 来记忆。

6.2.1　MUDPILES

M—甲醇

U—尿毒症、肾衰竭

D—糖尿病酮症酸中毒

P—　对乙酰氨基酚、副醛、丙二醇中毒

I—异烟肼,铁中毒,先天性代谢异常、感染

L—乳酸酸中毒

E—乙醇、乙二醇中毒

S—水杨酸盐中毒

6.2.2　GOLDMARK

G—乙二醇类,例如,乙二醇

O—羟脯氨酸,对乙酰氨基酚的一种代谢物

L—乳酸酸中毒

D—糖尿病酮症酸中毒

M—甲醇

R—肾衰竭

K—酮症酸中毒

6.3 乳酸酸中毒

正常的血清乳酸水平为 0.5~2.2mmol/L。血清乳酸水平升高的原因是其生成过多或未被充分利用，或两者兼而有之。

在任何严重缺氧的情况下，无氧代谢都会过量产生乳酸。这发生在呼吸衰竭、严重休克、抽搐、剧烈运动、一氧化碳中毒、氰化物中毒等情况中。肢体缺血导致的坏疽或肠系膜坏疽可引起全身性乳酸酸中毒。

由组织氧合受损引起的乳酸酸中毒，称为 A 型乳酸酸中毒。

乳酸通常由肝吸收，一小部分由肾脏吸收，并被代谢。因此，在肝肾衰竭时，乳酸水平会升高，引起乳酸性酸中毒，这被称为 B 型乳酸酸中毒。

B 型乳酸酸中毒的其他原因有严重感染、糖尿病、二甲双胍、白血病、获得性免疫缺陷综合征、抗反转录病毒药物、先天性酶缺陷、铁中毒、硫胺素缺乏，或肾上腺素、乙醇、甲醇、对乙酰氨基酚、硝普钠、异烟肼的毒性等。

6.4 乳酸酸中毒的处理

乳酸酸中毒的治疗原则如下：
- 优化组织的氧合。

- 优化液体量并治疗休克。
- 治疗原发病因。
- 停止或避免使用违规药物。
- 如果需要正性肌力支持,首选多巴酚丁胺。不选用肾上腺素是因为,它是一种强效的血管收缩素,可能会加剧乳酸酸中毒。
- 治疗潜在的败血症。
- 透析(如果中毒是乳酸性酸中毒的病因)。
- 功能支持衰竭的脏器。
- 使用碳酸氢钠(仍有争议,将在第 7 章阐述)。

6.5　什么是渗透压间隙?

渗透压与溶剂中的溶质有关。人体中重要的溶剂之一是血浆。血浆中有许多溶质,如葡萄糖、尿素、钠、钾、氯化物、碳酸氢盐等。

血清(或血浆)渗透压在实验室中测量,正常值为 285~295mosmL/kg。

渗透性与渗透压略有不同。渗透性以 mosmL/L 为测量单位,而渗透压以 mosmL/kg 为测量单位。渗透性受温度和压力影响。

当溶剂(即血浆)的量很大时,正如在人体中那样,渗透性和渗透压的差异被认为可以忽略不计。因此,有将这两个术语同义使用的趋势。

虽然渗透压是需要专业仪器测量的,但也可以在床旁使用简单的公式计算。

当葡萄糖和尿素以 mmol/L 为单位测量时,血清渗透压=2×Na⁺+葡萄糖+尿素。

例如:

血清渗透压=2×140+5+4=289mosmL/kg

其中 5mmol/L 代表正常血糖水平,4mmol/L 代表血尿素水平。

当葡萄糖和尿素氮以 mg/L 为单位时,公式变为:

血清渗透压=2×Na⁺+葡萄糖/18+尿素氮/2.8

渗透压间隙是测量的渗透压和计算的渗透压之间的差异。正常渗透压间隙小于 10mosmL/kg。

当患者患有代谢性酸中毒并伴有阴离子间隙升高时,需要计算渗透压间隙。当病原不明显时,渗透压间隙可为寻找酸中毒的病因提供一些重要线索。

渗透压间隙大于 10,在高阴离子间隙代谢性酸中毒的情况下,怀疑有以下情况:

- 肾衰竭。
- DKA。
- 乳酸酸中毒。
- 甲醇、乙醇、乙二醇、丙酮、丙二醇、异丙醇等中毒。

DKA、肾衰竭和乳酸性酸中毒等疾病在临床或实验室研究中都很明显。

如果渗透压间隙升高的原因不明显,则怀疑中毒,可能是乙醇、甲醇、乙二醇、异丙醇等中毒。

需要注意的是，当我们检查疑似乙二醇或甲醇中毒的患者时，这些毒物可能已被代谢。这可以导致渗透压间隙正常化，而 AG 仍然升高。因此，正常的渗透压间隙并不能排除这些药物的中毒。如果怀疑中毒，最好在等待检查结果的同时，就开始使用甲吡唑或乙醇（在甲醇毒性中）进行预防性治疗，以防止不可逆的损害。

6.6 正常阴离子间隙代谢性酸中毒（NAGMA）

如上所述，

$$[Na^+]+[K^+]=[Cl^-]+[HCO_3^-]+未检测阴离子$$

我们知道，等式两边应始终保持平衡。在 NAGMA 中，未检测阴离子的数量可能保持不变，但 HCO_3^- 水平很低，而 Cl^- 水平升高。（这里只是为了便于理解而从数学角度进行的简单解释，氯化物升高的实际原因是生理性的。）这种类型的酸中毒也被称为"高氯血症代谢性酸中毒"。让我们看看 NAGMA 的一些机制。

1.从胃肠道损失 HCO_3^-

小肠分泌物富含 HCO_3^-。任何患有严重腹泻的患者（由于小肠疾病），都会丢失 HCO_3^-（即失去碱）。

在患有尿路梗阻（如宫颈癌）的患者中，可以通过手术将输尿管植入肠道以缓解梗阻。例如，输尿管造口术，输尿管乙状结肠造口术。尿液中含有丰富的 Cl^-。Cl^- 被肠道吸收，取而代之的是 HCO_3^- 在肠道中丢失。这会导致碱离子流失，造成全身性酸中毒。

2.肾小管酸中毒(RTA)

肾小管酸中毒分为四种类型：Ⅰ型、Ⅱ型、Ⅲ型和Ⅳ型。我们将在本章后面讨论这些类型。

3.氯化铵

将氯化铵用于止咳，可能会加重已有的酸中毒，特别是在 COPD(伴有呼吸性酸中毒)或慢性肾衰竭等情况下。

赖氨酸盐和精氨酸盐常用于加强营养，它们可引起 NAGMA。

4.药物

可引起酸中毒的个别药物将在后面章节中讲述。

总结一下，正常阴离子间隙(高氯血症)代谢性酸中毒的常见原因是：①从胃肠道损失 HCO_3^-；②肾小管酸中毒(RTA)；③使用酸化剂；④药物。

NAGMA 的病因可以通过助记符 FUSEDCARS 或 AC-CRUED 记忆。

6.6.1 FUSEDCARS

F—瘘管,分泌富含碳酸氢盐的胰液的胰瘘

U—输尿管乙状结肠造口术

S—生理盐水

E—内分泌疾病,例如,甲状旁腺功能亢进、增大

D—腹泻

C—碳酸酐酶抑制剂,乙酰唑胺

A—营养剂、氯化铵、乙酰唑胺

R—肾小管酸中毒

S—螺内酯、生理盐水

6.6.2　ACCRUED

A—酸过载，例如，盐酸精氨酸或盐酸赖氨酸

C—慢性肾衰竭

C—碳酸酐酶抑制剂

R—肾小管酸中毒

U—输尿管乙状结肠造口术

E—增大

D—腹泻

请记住，乳酸酸中毒可以是高阴离子间隙酸中毒，但乳酸酸中毒的阴离子间隙也可以是正常的，原因有很多（例如，抽搐引起的轻度和短暂性乳酸酸中毒）。

肾衰竭可引起这两种类型的酸中毒，NAGMA 一般出现在早期阶段。

让我们看看 NAGMA 的另一个重要病因。

6.7　Ⅰ型肾小管酸中毒（RTA）

正常情况下，远端肾小管吸收 Na^+ 以交换分泌出的 H^+。在Ⅰ型肾小管酸中毒中，主要发病机制是远端肾小管分泌 H^+ 的功能异常，H^+ 排出减少，尿液 pH 值相对偏碱性（>5.5）。与此同时，K^+ 排出增加，导致低钾血症。

血液 pH 值呈酸性，但尿液 pH 值超过 5.5。

Ⅰ型 RTA 的病因有多种，其中包括：

- 原发性。
- 药物:两性霉素 B、锂、镇痛剂、异环磷酰胺、甲苯。
- 自身免疫性疾病。
- 全身性疾病:镰状细胞病、甲状旁腺功能亢进、威尔逊病、法布里病。
- 肾小管间质性疾病。

长期存在的酸血症(过量 H^+)使 Ca^+ 从骨骼中游离出来,以缓冲过量的 H^+。这会导致骨软化症/骨质疏松症(骨营养不良)。增加的 Ca^+ 会随尿液排出,可导致泌尿系统结石。

通常情况下,尿液中的柠檬酸盐会抑制结石形成,但 I 型 RTA 中低钾血症和酸中毒的结合导致尿液中柠檬酸盐水平的降低。这些生化变化将导致泌尿系结石的形成。

I 型 RTA 的治疗包括补充 K^+ 治疗低钾血症,以及用小剂量的 $NaHCO_3$ 治疗酸中毒。

导致 RTA 的潜在病因必须及早治疗。

6.8 Ⅱ型肾小管酸中毒

正常情况下,HCO_3^- 在肾小球滤过,在近端肾小管重吸收。

在 Ⅱ 型 RTA 中,近端肾小管重吸收 HCO_3^- 减少,尿液中 HCO_3^- 的排泄量增加。[HCO_3^- 的排泄分数(FE)增加。Ⅱ 型 RTA 的 FE 高于 15%(如果血浆 HCO_3^- 正常),而 I 型 RTA 的 FE 低于 5%。]

尿液中高浓度的 HCO_3^- 会增加水分排泄,导致人体轻度脱水,从而激活肾素-醛固酮轴。醛固酮作用于集合管,导致更多的 Na^+ 被吸收,又造成 K^+ 排泄增多,导致低钾血症。

近端肾小管重吸收作用降低也可能与其他溶质的吸收减少相关联,如肾性糖尿、肾性氨基酸尿等(如范科尼综合征)。

近端肾小管重吸收作用减少也可导致维生素 D 转化为活化形式的减少,造成骨软化症/佝偻病。

多种疾病可以引起 II 型 RTA,包括多发性骨髓瘤、淀粉样变性、移植排斥反应、肾病综合征、某些代谢性疾病、铅中毒或汞中毒。

某些药物也可以引起 II 型 RTA,包括氨基糖苷类、丙戊酸、乙酰唑胺、伊福沙胺、链球菌素等。

对症处理包括补水、输 $NaHCO_3$ 溶液、补钾和补充活性形式的维生素 D,即钙三醇。应对潜在病因进行治疗。

6.9 Ⅲ型肾小管酸中毒

Ⅲ 型 RTA 是 I 型和 II 型肾小管酸中毒的混合型,这个术语现在很少被使用。

6.10 Ⅳ型肾小管酸中毒

Ⅳ 型 RTA 被称为低肾素性醛固酮减少症,是由醛固酮缺乏或醛固酮抵抗所致。

Ⅳ型 RTA 的常见病因是糖尿病肾病。然而,其他肾病也可能导致这种类型的酸中毒。非甾体抗炎药、β-受体阻滞剂、喷他脒、环丝氨酸、他克莫司等药物均可造成Ⅳ型 RTA。基因突变也是其病因之一。

正常醛固酮作用于集合管,刺激 Na^+ 的吸收和 H^+、K^+ 的排泄。由于醛固酮的缺乏/抵抗,Ⅳ型 RTA 的 K^+ 排出较少,导致高钾血症和酸中毒。

由于醛固酮的缺乏/抵抗,也会导致尿 NH_4^+ 减少,造成酸中毒。

注意事项

- 大多数类型的酸中毒都与高钾血症有关, 这是由于 K^+ 的跨细胞迁移(钾从细胞内转移到血浆中)。
- Ⅰ型和Ⅱ型 RTA 可存在低钾血症。
- 引起酸中毒的胃肠道疾病也可能有低钾血症。
- 甲苯中毒可引起代谢性酸中毒和低钾血症。
- Ⅳ型 RTA 会导致高钾血症。
- 有一种罕见的Ⅰ型 RTA,可有高钾血症。

6.11 什么是尿阴离子间隙(UAG)

我们在上文已经看到,正常阴离子间隙酸中毒的两个主要原因是肾小管酸中毒和小肠 HCO_3 丢失。

测定尿阴离子间隙,找出正常阴离子间隙酸中毒的原因。

尿阴离子间隙(UAG)=尿 Na^++尿 K^+-尿 Cl^-

UAG 通常在 0 到略正值之间。

在系统性、非肾脏因素导致的正常阴离子间隙酸中毒中(例如,严重腹泻),肾脏试图以氯化铵(NH_4Cl)的形式排出更多的酸。尿 NH_4Cl 排出增加,即尿 Cl^-增加,使 UAG 呈负值。相反,在某些类型的 RTA 中,肾脏不能通过尿液排出更多的 Cl^-,此时 UAG 呈正值。

这就是如何用 UAG 来区分 RTA 的正常阴离子间隙酸中毒和胃肠道疾病之间关系的原理。

问题:

(1)即使在没有 RTA 的情况下,其他带负电荷的阴离子(如酮)的存在也能使 UAG 呈正值。

(2)严重的容量耗竭可使 UAG 呈正值。

因此,如果诊断是明确的,就没有必要计算尿阴离子间隙。

6.12　什么是 Delta 间隙或 Delta 因子(Δ)

当血液中的酸(H^+)水平升高时,机体会立即降低 HCO_3^- 的水平——以保持电中性。

为简单起见,我们假设增加一个 H^+ 可以减少一个 HCO_3^-。

Delta 因子(Δ)是阴离子间隙水平(酸水平)升高值和 HCO_3^- 水平降低值之比。

换句话说,它是阴离子间隙差值与 HCO_3^- 差值的比值,可以用公式表示为:

$$\Delta = \frac{阴离子间隙差值}{HCO_3^- 差值}$$

这个公式可以进一步转换为:

$$\Delta = \frac{测量阴离子间隙值 - 正常阴离子间隙值}{正常\ HCO_3^- 值 - 测量\ HCO_3^- 值}$$

$$\Delta = \frac{计算得到的阴离子间隙值 - 11}{24 - 测量\ HCO_3^- 值}$$

(其中,阴离子间隙的正常值为 11mmol/L,HCO_3^- 正常值为 24mmol/L)

现在我们将了解如何在临床实践中使用 Δ。

• 在高阴离子间隙酸中毒中, 阴离子的升高量大于 HCO_3^- 的降低量。这将导致 Δ 大于 1。乳酸酸中毒的 Δ 通常为 1.6,DKA 时 Δ 则为 1.1。

• 在正常阴离子间隙酸中毒(NAGMA)中,阴离子间隙是正常的,HCO_3^- 减少。因此,Δ 通常小于 0.4。

• 基于此,进一步推论可知,如果患者同时存在阴离子间隙正常和高阴离子间隙酸中毒时,则 Δ 应为 0.4~1(准确地说,范围为 0.4~0.8)。

• 我们在前面的章节中已经看到 HCO_3^- 的升高是作为呼吸性酸中毒的补偿,以及可能导致代谢性碱中毒。

• 现在,假设一位患者的 HCO_3^- 升高(例如,由于呼吸性酸中毒)而又发生了代谢性酸中毒。该患者的 HCO_3^- 下降幅度很小(因为它已经很高了),HCO_3^- 的差值降低,Δ 大于 2。

因此,任何发生代谢性酸中毒合并 HCO_3^- 升高的患者,其 Δ 都大于 2。这种情况发生在代谢性酸中毒合并代谢性碱中毒,或代谢性酸中毒合并代偿性呼吸性酸中毒时。

6.13　两个病例

患者 1 因小肠腹泻而出现代谢性酸中毒。他的 HCO_3^- 从 24mmol/L 降到 18mmol/L,本例中 HCO_3^- 的差值为 6mmol/L。

患者 2 因 COPD 而出现代偿性慢性呼吸性酸中毒。他在服用螺内酯治疗心力衰竭。他的 HCO_3^- 之前是 28mmol/L,服用螺内酯后新发代谢性酸中毒(螺内酯引起代谢性酸中毒)。HCO_3^- 的降幅同样为 6mmol/L, 从 28mmol/L 降至 22mmol/L,但与正常值 24mmol/L 相比,变化仅为 2mmol/L。HCO_3^- 的差值较小,可能会使 Δ 大于 2。

分母越小,结果就越大,这是简单的数学题!

(陆剑瑜　译)

参考文献

1. Self WH, Semler MW, Wanderer JP, et al. Balanced crystalloids versus saline in noncritically Ill adults. N Engl J Med. 2018;378:819.
2. Semler MW, Self WH, Wanderer JP, et al. Balanced crystalloids versus saline in critically Ill adults. N Engl J Med. 2018;378:829.

第 7 章

代谢性酸中毒(下)

7.1 代谢性酸中毒的代偿

我们再来回顾一下代偿公式,代谢性酸中毒时 $PaCO_2$ 预期水平计算公式为:

$$PaCO_2(mm/Hg)=1.5×HCO_3^-+8±2$$

(当 HCO_3^- 小于 20mmol/L 时,该公式最有效)

下面是 $PaCO_2$ 举例:

患者的 pH 值为 7.31, HCO_3^- 为 15mmol/L,那么,

$$预期\ PaCO_2(mmHg)=(1.5×15)+8±2$$

$$=22.5+8±2=30.5-32.5mmHg,$$

$$即预期\ PaCO_2=4±1kPa。$$

代偿在 12~24 小时达到最大化。

注意事项

• 对于代谢性酸中毒患者,即使 $PaCO_2$ 水平正常也应将其判断为相对高碳酸血症,相对高碳酸血症可能会加重

60

细胞内酸中毒。

● 如果代谢性酸中毒患者需要机械通气，应过度通气使 $PaCO_2$ 保持在预期水平(低于正常水平)，直到代谢性酸中毒得到纠正。

7.2　酸中毒的处理

● 首先看 pH 值,酸中毒时 pH 值小于 7.35(有些权威机构的标准为 pH 值小于 7.32)。

● 其次看 $PaCO_2$:$PaCO_2$ 升高表明呼吸性酸中毒，这在第 3 章中已经描述。$PaCO_2$ 降低可能提示代谢性酸中毒。

● 代谢性酸中毒需要计算阴离子间隙。有三种可能的情况：

　　– 阴离子间隙升高。

　　– 阴离子间隙正常。

　　– 阴离子间隙近似正常。

● 也要看 Δ 值

● Δ 小于 0.4 ,提示 NAGMA。

● Δ 在 1~2 之间提示高阴离子间隙代谢性酸中毒。

● 在高阴离子间隙酸中毒和正常阴离子间隙酸中毒的混合紊乱中,Δ 在 0.4~0.8 之间。

● Δ 大于 2 提示代谢性酸中毒伴有 HCO_3^- 升高,这是由同时存在代偿性呼吸性酸中毒或代谢性碱中毒所致。

● 如果怀疑有 RTA,应分析临床检验和检查结果,以确定 RTA 的类型。

● 尿阴离子间隙为正值,提示 RTA。

● 若 RTA 类型不明确, 则需要估算 HCO_3^- 的排泄分数 (FE)以做区分。如果 FE 小于 5%,则提示其是 I 型 RTA;如果 FE 大于 15%,则提示其为 II 型 RTA。

让我们再复习一遍 AG。

1.高阴离子间隙

高阴离子间隙常见于糖尿病酮症酸中毒、尿毒症、乳酸酸中毒和某些中毒。有时高 AG 可能是混合性疾病中隐匿性代谢性酸中毒的唯一迹象。如果没有发现 AG 升高的原因,则须查看渗透压间隙。

2.正常阴离子间隙

正常阴离子间隙常见于碳酸氢盐含量丰富的肠液丢失(腹泻等)、肾小管酸中毒或服用酸化剂,如氯化铵、赖氨酸或精氨酸时。大多数情况下,比较容易确诊。

如果此时诊断仍不确定,则须计算尿阴离子间隙。

3.阴离子间隙偏低

这是一个有趣而复杂的类型。

尽管有高阴离子间隙代谢性酸中毒,仍有多种情况可以导致“阴离子间隙偏低”。

● 低白蛋白血症:白蛋白是带负电荷的分子,是阴离子间隙的一部分。因此,低白蛋白血症可导致阴离子间隙的降低。如果患者合并高阴离子间隙代谢性酸中毒,那么其阴离子间隙可能是正常的。

● 低钠血症:可减少阴离子间隙。

● 其他阳离子的存在,如锂、溴化物和副蛋白。

7.3　阴离子间隙是如何误导解读的?

● 许多情况都可以使阴离子间隙升高。例如,使用羧苄西林和青霉素。可能是因为它们含有钠盐,而输送到集合管的 Na^+ 增加,可使得 Na^+ 重吸收增加且 H^+ 排泄增加,进一步导致代谢性碱中毒。

● 1/3 的情况下,阴离子间隙升高至 20~29,而并不存在酸中毒。例如,高钠血症时,Na^+ 水平升高,阴离子间隙升高。

● 机体的水合状态也会影响阴离子间隙,在解读 AG 时,必须考虑到这点。

● 当患者正在接受糖尿病酮症酸中毒(DKA)的静脉输注生理盐水治疗时,可使 Cl^- 升高。这就可能会把高阴离子间隙代谢性酸中毒转化为正常的高氯血症酸中毒。

● 代谢性碱中毒时,阴离子间隙可能中等程度增加,也可能增加至超过 25mmol/L。

● 在临床实践中,很多情况下我们期望看到高阴离子间隙代谢性酸中毒,例如,乳酸酸中毒。乳酸酸中毒时,AG 也可能正常。下面两个例子说明了这一点:

1.乳酸酸中毒短暂且轻微

这种情况可能发生在癫痫发作期间,此时的乳酸酸中毒是短暂的,并且没有时间进展为高阴离子间隙代谢性酸中毒。

2.当乳酸酸中毒与引起 AG 降低的原因相关时

AG 降低值得仔细分析。AG 降低可伴有或不伴有酸中毒,可见于以下情况:

(1)低白蛋白血症:白蛋白大约每减少 10g/L,AG 下降 2.5mmol/L。用公式表达如下:

校正 AG=血清 AG+0.25×(白蛋白正常值−白蛋白检测值)

式中白蛋白浓度单位为 g/L。

简单来说, 白蛋白水平每降低 10g/L, 则 AG 下降 2.5mmol/L。

(2)如果其他阳离子增加,AG 也会降低。例如,锂、溴化物、碘、钙、镁等。AG 下降见于锂中毒、高溴血症、碘中毒、高钙血症和高镁血症等情况。

(3)副蛋白是多发性骨髓瘤等疾病中浆细胞分泌的蛋白质。一些副蛋白,如 IgG,其是带正电荷的分子,可以降低 AG。

(4)测量血清电解质过程中的实验室误差,也会降低 AG。

7.3.1 代谢性酸中毒的治疗原则

治疗代谢性酸中毒最重要的原则是尽早、尽可能多地治疗潜在病因。其次是充分的氧合、补液、维持灌注压、清除有害物质、清创、器官支持和透析。

7.3.2 NaHCO$_3$ 等碱的使用

代谢性酸中毒的治疗关键是处理潜在病因。碳酸氢钠等碱在代谢性酸中毒治疗中的作用存在很大争议,并且在紧急情况下使用碳酸氢钠($NaHCO_3$)弊大于利。以下是使用碳酸氢钠的一些缺点。

● $NaHCO_3$ 在体内被解离并转化为二氧化碳,从而导致细胞内酸中毒(记住,二氧化碳是一种潜在的酸,因为它与水结合形成 H_2CO_3,即碳酸)。

此外,在一项研究中,当碳酸氢钠剂量相当于 1.5mEq/L×体重(kg)时,$PaCO_2$ 增加 6.7mmHg。如果肺部病变或呼吸肌因 Kussmaul 征而疲劳,这可能会导致高碳酸血症。

7.3.3　$NaHCO_3$ 的其他问题

● $NaHCO_3$ 是一种钠盐,输注 8.4%浓度的浓缩液,会导致高钠血症。

● 输注 1.26%的 $NaHCO_3$ 稀释溶液会造成补液过量。

● 类似于 $NaHCO_3$ 这样的碱性物质会引起血浆 K^+ 向细胞内迁移,导致严重低血钾,从而引起心律失常。

● 它可引起反跳性碱中毒。

● 8.4%的溶液具有很高的渗透性(约 2000mosm/kg 体液),从而引起高渗透压。

● 它去除阻碍糖酵解的酸性环境,使乳酸的生成增加。

● 它使 QTc 间期延长,从而容易引发心律失常。

● $NaHCO_3$ 可引起脑脊液中的反常性酸中毒。

● 阻碍组织氧合。

$NaHCO_3$ 不宜用于高钠血症或高碳酸血症患者($PaCO_2$ 超过 50mmHg)。考虑其获益和问题,在紧急情况下,$NaHCO_3$ 可能在短期内看起来对机体有利,但从长远来看,它是有害的!

大多数有机酸阴离子(如乳酸、β-羟基丁酸酯等)会转化成碳酸氢盐,其转化为 HCO_3 离子的主要场所是肝脏。

在 DKA 中,这些阴离子是乙酰乙酸酯和 β-羟基丁酸酯,都是潜在的 HCO_3^- 离子,而 HCO_3^- 会通过尿液丢失。因此,DKA 患者往往缺乏 HCO_3^-。许多研究表明,在 DKA 中使用 $NaHCO_3$,可以使乳酸和乙酰乙酸酯增加 3 倍。

使用 $NaHCO_3$,也可能对治疗正常阴离子间隙代谢性酸中毒(NAGMA)有用。一项多中心研究(BICAR-ICU)尚未显示 $NaHCO_3$ 对危重患者有任何益处。然而,对急性肾损伤患者的亚组分析显示,$NaHCO_3$ 治疗的 28 天的死亡率和透析需求有所改善[1]。以下是一些情况:

• 代谢性酸中毒通过减少 $PaCO_2$ 进行代偿,$PaCO_2$ 降低的最大限度是 8~12mmHg。如果代谢性酸中毒继续进展,将因超过最大代偿限度而无法继续代偿。如果代谢性酸中毒继续进展,那么酸碱度开始进一步下降。在这种情况下,可以考虑使用 $NaHCO_3$。

• 当呼吸肌因代谢性酸中毒过度通气而疲劳时,二氧化碳的呼出受到影响。此时,$PaCO_2$ 可能会保存在稳定水平或者开始上升,这是考虑使用 $NaHCO_3$ 的另一个指标。

• 可用于甲醇、乙二醇和异丙醇等药物中毒引起的酸中毒的初步治疗。如果患者对 $NaHCO_3$ 没有反应,那么需要进行血液透析。

然而,如果患者甲醇水平高于 20mg/dL,乙二醇水平高于 15mg/dL,则入院时应考虑立即进行血液透析。

如果决定使用 $NaHCO_3$,那么下一步就是考虑剂量。我们先从计算 $NaHCO_3$ 剂量的简单方法开始。$NaHCO_3$ 的用量取决于体内的水/体液的量和 $NaHCO_3$ 的缺乏量。在新生儿中,水/体液的量可能高达体重的 70%。在中年人,这一比例可能为 50%~60%,而在老年人,这一比例可能会进一步下降到 40%。在下面的示例中,体液的百分比取为 60%(0.6)。$NaHCO_3$ 的剂量计算如下:

$$NaHCO_3 \text{ 的剂量(mmol)} = (\text{期望 } HCO_3^- - \text{实际 } HCO_3^-) \times 0.6 \times \text{体重(kg)}$$

$$= (HCO_3^- \text{差值}) \times 0.6 \times \text{体重(kg)}$$

其中,0.6 代表体内水含量的比重。

例如,一位患者的 HCO_3^- 浓度是 10mmol/L(我们要把它提高到 15mmol/L),体重是 60kg。则 $NaHCO_3$ 的剂量(mmol)=(15-10)×0.6×60=5×0.6×60=180mmol。

在最初的 4 小时内给一半剂量 $NaHCO_3$,剩下的一半剂量在接下来的 24 小时内视 pH 值来决定是否给药,目标是使 pH 值达到 7.2 左右。

注意:8.4% 的 $NaHCO_3$ 溶液每毫升含有约 1mmol 的 HCO_3^-。因此,100mL $NaHCO_3$ 溶液约含有 100mmol 的 HCO_3^-。为避免高渗透压和高钠血症, 可以将 8.4% 的溶液稀释到 2.5% 的葡萄糖中,但这可能会导致体液超载。

还有第二种计算 $NaHCO_3$ 所需剂量的方法。运用"碳酸氢盐空间"或称为"分布容积(Vd)"的概念,而不是使用体内含水量的百分比。碳酸氢盐空间并非固定不变,而是随其他生理量的变化而变化。碳酸氢盐空间(即 Vd)的计算公式如下：

HCO$_3^-$空间(Vd)=[0.4+(2.4÷HCO$_3^-$)]×理想体重(kg)

（注意：一些生理学家和临床医生使用数字 2.6 代替上面公式中的 2.4。但我们的实验室研究显示，HCO$_3$ 的正常水平是 24mmol/L，因此在本书中，我们使用 2.4。）

从该公式中可以明显看出，碳酸氢盐空间（即 Vd）与体重成正比，与碳酸氢盐水平成反比。碳酸氢盐空间的概念有点像缺铁，当机体缺铁时，铁结合能力就会增加。与之类似，如果存在 HCO$_3^-$ 缺乏，则碳酸氢盐空间就会更大。

在开始计算之前，须根据身高（英寸；1 英寸=2.54cm）和体重（kg）计算理想体重。

男性：理想体重=50+2.3[身高（英寸）-60]。例如，一名男性的身高是 64 英寸，则理想体重=50+2.3×(64-60)=50+9.2=59.2kg。

女性：理想体重=45.5+2.3[身高（英寸）-60]。例如，一名女性身高是 62 英寸，则理想体重=45.5+2.3×(62-60)=50.1kg。

接下来进行 HCO$_3^-$空间（即 Vd)的计算。

例如，患者的 HCO$_3^-$是 24，理想体重是 60kg，

HCO$_3^-$空间=[0.4+(2.4/24)×60]=0.5×60=30

另一个例子是代谢性酸中毒，患者的 HCO$_3^-$浓度为 10mmol/L。

HCO$_3^-$空间=[0.4+(2.4/10)×60]=0.64×60=38.4

碳酸氢盐的分布体积为 38.4。

下一步是计算 HCO$_3$ 缺少量：

HCO_3^-缺少量=HCO_3^-空间×(期望 HCO_3^--实际 HCO_3^-)

如果想要把这个患者的 HCO_3^-增加到 15mmol/L,则 38×5=190mmol/L。

在最初的 4~8 小时内补充总剂量的一半,后续剂量通过进一步监测碳酸氢盐水平和临床状况来决定。最好经常进行测量以密切关注 pH 值和 HCO_3^-的水平。

另一个原则是逐步提升 $NaHCO_3$。最初的目标是使 HCO_3^-浓度达到 12mmol/L、pH 值达到 7.2,然后在接下来的 24 小时内使 HCO_3^-浓度进一步提高[2]。

还有在线碳酸氢盐计算工具[2]。

当碳酸氢钠用于碱化尿液时,上述碳酸氢钠剂量的计算方案是无效的。巴比妥酸盐中毒和某些特殊化疗的患者需要碱化尿液。

7.3.4　碳酸氢钠在慢性疾病中的应用

许多临床医生采用口服 $NaHCO_3$ 的方式治疗 3~5 期慢性肾衰竭(CKD)/慢性肾病,它也可用于治疗肾小管酸中毒。

7.4　碳酸氢钠替代剂

可以使用以下溶液来代替 $NaHCO_3$:

1.柠檬酸钾

用于低钾血症伴代谢性酸中毒的患者。代谢性酸中毒和低钾血症可在腹泻或Ⅰ型和Ⅱ型肾小管酸中毒状态下同时出现。

2.氨基丁三醇(THAM)

氨基丁三醇从有机酸阴离子和碳酸中吸收 H^+,其好处是不会释放二氧化碳。每 100mL 的 0.3mol/LTHAM 溶液中含有 3.6gTHAM,当渗透压为 389mosmol/kg 时,机体会呈轻度高渗状态。

以下三种情况的剂量为:

• 与心脏搭桥手术相关的代谢性酸中毒:通常在9mL/kg 左右。

• 在心脏手术中输注 ACD 血液时:通常使用 0.5~2.5g。

• 与心脏骤停相关的代谢性酸中毒:通常使用 2~10g。

注意:这里的目标是使 pH 值正常化。

心脏搭桥手术中所需的 0.3mol/LTHAM 溶液(mL)=体重(kg)×碳酸氢盐缺少量×1.1

它还被用于治疗轻度代谢性酸中毒($HCO_3^- < 20mEq/L$)的一项研究。

在前文我们看到,$NaHCO_3$ 可以降低血清 K^+ 水平,增加血清 Na^+ 和 $PaCO_2$ 水平。因此,当存在高钾血症时首选 $NaHCO_3$,而非高碳酸血症时首选 $NaHCO_3$。

相反,THAM 可降低 Na^+ 水平,更适用于高钠血症;又因其对 K^+ 水平的影响不大,所以在酸中毒相关的高钾血症中使用是相对禁忌的。THAM 还能降低 $PaCO_2$,所以它也是治疗高碳酸血症的首选药物(请在使用前阅读药品相关信息)。

3.硫胺素

硫胺素缺乏会导致心血管不良反应和乳酸酸中毒,这种情况下可以使用硫胺素(维生素 B_1)。

4.Carbicarb

Carbicarb 是碳酸钠和碳酸氢钠的混合物。理论上它不会产生二氧化碳，但是目前还没有将其用于人类的有力证据。

5.辅酶 Q、左旋肉碱和核黄素

它们可被经验性地用于治疗抗反转录病毒药物引起的乳酸酸中毒。

6.二氯乙酸钠

此药物可以刺激丙酮酸并改善乳酸水平,但该药物的前瞻性研究效果不佳。

尽管碳酸氢钠有一些替代品,但某些情况下,碳酸氢钠仍是首选。这些情况包括:①肝移植;②水杨酸盐毒性;③心脏外科手术;④氰化物所致乳酸酸中毒;⑤乙二醇和甲醇中毒。

重点

由于碳酸氢钠会干扰阴离子间隙，因此使用前须先计算阴离子间隙及渗透压间隙,并且 8.4%浓度溶液为高渗透性溶液。

7.4.1 病例分析

(病例 1 由印度一所大学医院的一位肾病学顾问所提供。)

病例 1:男性,36 岁,急诊入院,主诉呕吐、身体不适、视

力问题及呼吸急促。患者呼吸频率为 32 次/分,双肺呼吸音清。

检查结果显示:

血 Na^+	136mmol/L
血 K^+	5mmol/L
血 Cl^-	98mmol/L
血糖	5mmol/L
血尿素	14mmol/L

ABG 显示:

pH 值	7.29
$PaCO_2$	32mmHg
PaO_2	95mmolHg
HCO_3^-	15mmol/L

血清渗透压测量值为 405mosmol/kg。

在这位患者接受治疗的同时,又有 16 位类似病史的患者被送往急诊科。所有患者都有饮当地乡村商店廉价酒史。如何诊断?

回答:

(1)pH 值为酸性。

(2)$PaCO_2$ 和 HCO_3^- 水平下降,提示代谢性酸中毒。$AG=Na^++K^+-(Cl^-+HCO_3^-)=136+5-(98+15)=28$,AG 升高。

（3）Δ=AG 差值/HCO_3^-差值=(28-11)/(24-15)=17/9=1.9，提示高阴离子间隙性酸中毒。

计算得到血清渗透压=(2×Na^+)+血糖(mmol/L)+血尿素(mmol/L)=(2×136)+5+14=272+5+14=291mosmol/kg。

测量的渗透压和计算的渗透压之间的差值，就是渗透压间隙=(405-291)=114mosmol/kg。

若渗透压间隙增加超过 10mosm/kg 却没有其他明显的原因，则需要考虑甲醇、副醛、乙二醇、异丙醇中毒的可能性。这一批患者的血液毒理学检查显示甲醇中毒，所有患者均行静脉输注乙醇、血液透析和支持治疗。

病例 2：女性，59 岁，主诉全身酸痛、背痛、多尿和烦渴 2 周。血液检查结果如下：

空腹血糖	5mmol/L
血尿素	14mmol/L
血肌酐	120μmol/L
血清钙	3mmol/L
血清磷	0.8mmol/L
血清 Cl^-	105mmol/L
血清 HCO_3^-	26mmol/L
血清 Na^+	133mmol/L
血清 K^+	4mmol/L
血清白蛋白	37g/L

经治医生认为不需要做动脉血气分析，那么这种情况该怎么判断呢？

回答：

(1)血清钙水平升高，和多饮、多尿的症状相关。

(2)根据已知数据，计算出 AG：

AG=Na^++K^+-(Cl^-+HCO_3^-)=133+4-(105+26)=137-131= 6mmol/L，AG 降低。其可能的原因有低蛋白血症、锂中毒、溴毒性、碘毒性和副蛋白胺症[副蛋白(IgG)是带正电荷的分子]。最终发现该患者患有 IgG 骨髓瘤，从而导致 AG 降低。

7.5 导致高阴离子间隙代谢性酸中毒的儿科疾病

除了所有其他常见的与高 AG 酸中毒相关的情况外，儿科诊疗中还存在一些其他类型的酸中毒。主要包括：

- 果糖血症。
- 焦谷氨酸尿症。
- 丙酮酸脱氢酶缺乏症。
- 脂肪酸氧化缺陷。
- 甲基丙二酸尿症。
- 丙酸血症。
- 异戊酸血症。
- 酮解缺陷。
- 线粒体疾病。
- 呼吸链疾病。
- 糖异生缺陷。

● 枫糖尿症。

注意:以上并未包括全部疾病,更多细节这里不做详述。

7.6　不明原因的酸中毒

有极少数的病例很难找到酸中毒的原因,可尝试以下方法:

● 查看处方药物清单,因为药物可能是导致不明原因酸中毒的原因。

● D 型乳酸酸中毒是由乳酸的异构体引起的,其水平不属于常规测量范围,血样需要做特殊检查。

● 请考虑 I 型或 II 型 RTA,因为多种疾病都会导致 RTA。

● 是否有乙醇、乙烯、乙二醇等中毒,当它们在体内代谢时,渗透压间隙会显著减少。

● 是否有先天或后天代谢缺陷。检测血液中乳酸、酮、血浆氨基酸、肉碱和酰肉碱含量,以及尿液中是否含有酮类和有机酸。

● 需要注意的是,用肝素处理过的血液样本会呈现出代谢性酸中毒,因为肝素是酸性的。

如果异常指标仅有 HCO_3 下降,则须考虑实验室操作或试剂有无问题。

(朱玉术　译)

参考文献

1. Jaber S, Paugam C, Futier E, et al. Sodium bicarbonate therapy for patients with severe metabolic acidaemia in the intensive care unit (BICAR-ICU): a multicentre, open-label, randomised controlled, phase 3 trial. Lancet. 2018;392:31.
2. https://globalrph.com/medcalcs/Sodium-bicarbonate-deficit-calculator/.

第 **8** 章

代谢性碱中毒

8.1 代谢性碱中毒

当血液 pH 值大于 7.43 时,我们称之为代谢性碱中毒。某些权威学者将分界值设在血液 pH 值 7.45。

代谢性碱中毒通过以下两种方式发生:

- 丢失氢离子(H^+)和氯离子(Cl^-)。H^+可从细胞内或外丢失,和(或)
- 获得碳酸氢根离子(HCO_3^-)和钾离子(K^+)。

不管是什么机制,最终结果都是 HCO_3^- 增加。

让我们详细了解代谢性碱中毒的病理生理机制。

代谢性碱中毒在传统病理生理机制上分为三个阶段,即发生阶段、维持阶段和纠正阶段。

代谢性碱中毒表现为 Cl^-、K^+ 和体液缺乏状态。

反复呕吐是代谢性碱中毒的病因之一,我们就以其为例。

8.1.1 反复严重呕吐

胃酸[主要成分是盐酸(HCl)]是由胃黏膜分泌的,盐酸的产生与 HCO_3^- 返回到血浆中有关。

反复呕吐导致体内盐酸的净流失,导致更多的 HCO_3^- 回流到血浆。

胃液中含有 40~100mmol/L 的盐酸和一定数量的 K^+,K^+ 的丢失会导致代谢性碱中毒。

反复呕吐导致大量体液的丢失,进一步导致细胞外液的丢失。在脱水状态下,肾脏试图从近端小管吸收更多的 Na^+,而与此同时,HCO_3^- 也从近端小管吸收,这会导致尿液中 HCO_3^- 排出减少,因此尿液呈相对酸性(尿液的 pH 值低于 6.2)。

因此,血浆是碱性的,而尿液是相对酸性的,这称为“反常性酸性尿”。这是代谢性碱中毒发生的第一个阶段。这一过程一直持续到碱中毒达到稳定状态(即血浆中 HCO_3^- 水平升高)。在第二个阶段,HCO_3^- 又开始被排出,这个阶段是代谢性碱中毒的维持阶段。此外,身体试图通过激活醛固酮系统来补偿脱水,醛固酮作用于集合管,以排泄 H^+ 和 K^+ 为代价来刺激重吸收 Na^+,进一步导致 H^+ 丢失,加剧碱中毒的程度。

由体液容量减少引起的碱中毒被称为“浓缩性碱中毒”。

8.1.2 氯离子丢失

Cl^- 的丢失也会导致代谢性碱中毒。

• 恶性腺瘤患者和先天性脉络膜炎患者的粪便中也可能会丢失 Cl^-。10%~20%的绒毛状腺瘤(肠道肿瘤)患者可在粪便中排出 Cl^- 和 K^+，导致代谢性碱中毒。先天性高氯性腹泻是相对罕见的代谢性碱中毒病因,发生机制是结肠和回肠中氯化物/碳酸氢盐交换存在缺陷,导致大量腹泻和 Cl^- 丢失。

• 在服用袢利尿剂和噻嗪类利尿剂的患者中,Cl^- 也会从尿液中丢失。使用袢利尿剂和噻嗪类利尿剂是尿液中 Cl^- 丢失的主要原因，这些药物可增加向远曲小管的 Na^+ 输送，远曲小管吸收 Na^+ 并分泌 K^+ 和 Cl^-。与此同时,利尿剂也会导致脱水,从而激活醛固酮系统。醛固酮作用于远曲小管,吸收 Na^+ 并分泌 H^+ 和 K^+,再次加重代谢性碱中毒。

• 囊性纤维化患者的汗液中也会丢失 Cl^-。

• 胃膀胱成形术是一种增大膀胱的手术,用一块从胃部分离的补片来扩大膀胱。在胃膀胱成形术中,Cl^- 因为和 HCO_3^- 交换而丢失。

8.1.3 低钾血症

低血钾会导致 H^+ 流入细胞(细胞内转移),从而导致碱血症,也会导致细胞内酸中毒。肾脏近端小管的细胞内酸中毒会刺激 HCO_3^- 的重吸收,并促进 H^+ 的排泄。

相反的机制也存在,代谢性碱中毒导致低钾血症,碱性 pH 值导致 K^+ 跨细胞转移到细胞内(细胞内转移)。

低钾血症和代谢性碱中毒通常同时发生。

低钾血症与代谢性碱中毒的关系犹如鸡与蛋,低钾血症可维持代谢性碱中毒,代谢性碱中毒可引起低钾血症。

• 饮食中缺少 K^+ 会引起轻度代谢性碱中毒, 主要是因为它能导致 H^+ 进入细胞内(H^+ 的细胞内转移)。

• 盐皮质激素过量会导致低血钾和代谢性碱中毒。然而,如果 K^+ 缺乏得到预防,代谢性碱中毒就会变得轻微,表明了低钾血症在代谢性碱中毒的病理生理机制中的作用。

• 低钾血症也有可能导致肾脏产生氨和净酸排泄,导致 H^+ 丢失(这一理论在动物试验中得到了证实)。此外,氯化物还会从尿液中排出(正常情况下,氯化物被吸收,HCO_3^-作为交换被排出)。

• 持续的低血钾会导致 A 型间质细胞数量增加, 并使髓质小管肥大。这些细胞试图通过吸收碳酸氢盐来保留 K^+,从而导致代谢性碱中毒。

总之,肾小管中钾的分泌由于 Na^+ 输送增加、醛固酮浓度增加、细胞内 K^+ 浓度增加和肾小管中可用氯化物降低而增加。

8.1.4 类固醇过量

• 原发性类固醇增多症(醛固酮增多症)见于肾上腺疾病,如增生、腺瘤、癌症和类固醇合成不同阶段的酶缺陷。其中,库欣综合征、肾上腺瘤和外源性类固醇是类固醇增多症的一些例子。

• 对于继发性醛固酮增多症,肾素水平升高会刺激肾上腺皮质中的醛固酮分泌,见于恶性高血压、肾动脉狭窄、肾素分泌性肿瘤、长期脱水等。它们都能刺激肾脏产生肾素,肾素升高会刺激肾上腺皮质产生过量的醛固酮,这被称为继发性醛固酮增多症。

- 在 11-β-羟化酶和 17-α-羟化酶缺乏症中，过量的去氧皮质酮也可导致代谢性碱中毒。

- 甘草中的甘草酸起到类固醇的作用，也可导致代谢性碱中毒。

- 甘珀酸过去常用于治疗消化性溃疡,曾经是代谢性碱中毒的重要病因。

- 巴特综合征和 Gitelman 综合征。在巴特综合征中，$Na^+-K^+-2Cl^-$离子泵存在缺陷，导致 Na^+、K^+和 Cl^-在尿液中丢失。体液和钠的流失会激活肾素-醛固酮系统并增加肾前列腺素 E 的产生,低钾血症和肾前列腺素 E 会进一步减少对 Na^+、K^+和 Cl^-的重吸收。合并发生高钙尿症,而血清镁一般正常。这种情况通常见于儿童。

- Gitelman 综合征比巴特综合征更常见,可能出现在成年期。这是由于远曲小管中噻嗪类敏感的 Na^+-Cl^-协同转运蛋白存在缺陷。通常有低钙尿症、血清镁水平降低和前列腺素缺乏。

- 袢利尿剂可导致体液流失、高氯尿和高钾尿,从而导致脱水、低钾血症和 Cl^-丢失。所有这些都是代谢性碱中毒的潜在原因。也被称为假巴特综合征。

Liddle 综合征是引起代谢性碱中毒的另一个原因,由低钾血症、低肾素水平、醛固酮减少症和高血压引起。

反复呕吐是代谢性碱中毒的重要原因,如果患者患有代谢性碱中毒而没有任何明显的病因,一定要关注其呕吐史。作者曾见过一位患有代谢性碱中毒的酗酒患者,患者否认有反复呕吐的病史,最后找到的病因是酒精性胃炎导致的严重呕吐。

代谢性碱中毒的另一个常见原因是使用利尿剂,尤其是袢利尿剂或噻嗪类利尿剂。袢利尿剂减少了髓袢和肾近端小管对 Na^+、Cl^- 的吸收,增加了 Na^+ 流向集合管的量。Na^+ 被集合管吸收,而 H^+ 和 K^+ 被排出体外,这会导致代谢性碱中毒和低钾血症。利尿剂也可引起脱水,导致收缩性碱中毒。

8.2　HCO_3^- 的获得

过量的 HCO_3^- 导致代谢性碱中毒。

- 我们已经了解乳酸酸中毒与乳酸过量有关。同样,糖尿病酮症酸中毒(DKA)中存在过量的酮基阴离子。乳酸和酮基阴离子等酸性分子在肝脏中转化为 HCO_3^-。因此,代谢性酸中毒恢复期间可能出现短暂的代谢性碱中毒。

- 在高碳酸血症性呼吸性酸中毒治疗期间,当患者接受机械通气时,可能会出现类似情况。到目前为止,我们已经了解,在呼吸性酸中毒中,肾脏会尝试吸收更多的 HCO_3^- 以补偿酸中毒。通过机械通气,可以应用充分的通气使 pH 值正常化。但是,升高的 HCO_3^- 会持续一段时间,而肾脏排出 HCO_3^- 需要一定时间。这被称为"高碳酸血症性碱中毒"。

- 输注乳酸林格液会导致代谢性碱中毒,因为乳酸在肝脏中转化为 HCO_3^-。

• 静脉输注 $NaHCO_3$ 可导致一过性代谢性碱中毒。肾脏可以快速排出 HCO_3^-，然而如果肾功能紊乱，那么在输注 $NaHCO_3$ 后有可能发生代谢性碱中毒。

• 大量输血或冰冻血浆也可导致代谢性碱中毒。柠檬酸是一种抗凝剂，用于保存血液。血制品中的柠檬酸在肝脏中转化为 HCO_3^-，导致代谢性碱中毒。

• 透析也可导致代谢性碱中毒。透析液中含有 HCO_3^-，可被吸收导致代谢性碱中毒。

• 乳碱综合征可导致代谢性碱中毒。几十年前，患有"胃酸过多和消化性溃疡"的患者用牛奶、碳酸氢钠和碳酸钙（碱或"抗酸剂"）治疗胃里的"酸"。在这些病例中，代谢性碱中毒是由各种机制引起的，如呕吐或高钙血症，高钙血症导致碳酸氢盐吸收增加，与这种治疗相关的肾钙质沉着症，也是由于肾小球滤过率降低所致。

• 肠外使用含有阳离子的抗生素，如青霉素和羧苄西林，可能会增加 HCO_3^- 的吸收，从而导致代谢性碱中毒。它们还可增加 Na^+ 向远端小管的转运，导致 H^+ 和 K^+ 离子的排泄增加。H^+ 的丢失和低钾血症，会进一步加剧碱中毒。

• 低蛋白血症可导致代谢性碱中毒。白蛋白是一种重要的负电荷离子，即阴离子间隙中的负离子，低蛋白血症导致阴离子丢失和平衡破坏。

8.3　代谢性碱中毒的代偿

正如前面几章中提到的，二氧化碳是一种潜在的碳酸。

在代谢性碱中毒时,机体试图通过降低呼吸频率和深度,以保留更多的二氧化碳和增加碳酸,来补偿碱中毒。

换句话说,机体应对代谢性碱中毒的方式是通气不足。因此,$PaCO_2$ 上升,HCO_3^- 浓度每升高 1mmol/L,$PaCO_2$ 升高 0.3~0.7mmHg。$PaCO_2$ 的上升通过以下公式来计算:

$$PaCO_2(mmHg)=0.7 \times HCO_3^- + 20 \pm 5$$

另一种计算 $PaCO_2$ 的简单方法是,HCO_3^- 每升高 1mmol/L,$PaCO_2$ 就增加 0.7mmHg。最佳代偿需要 12~24 小时,通过代偿很难使 pH 值正常化(作者更喜欢"最佳"代偿这个词,而不喜欢"最大或完全"这样的词,因为 pH 值几乎很难正常化)。$PaCO_2$ 的升高值可达 55~60mmHg。

8.4 代谢性碱中毒的实验室检查与诊断

大多数代谢性碱中毒病例要么是由于呕吐,要么是由于利尿剂。大多数情况下,结合病史、症状和辅助检查能够很快明确诊断。

然而,不明病因的病例还需要进一步检查。尿 Cl^- 和 K^+ 是最常见的检查方法,利尿剂可增加尿 Cl^- 排泄(肾损害),导致尿 $Cl^- > 30mmol/L$。尿 Cl^- 可在尿液中测定。只有当患者正在接受利尿剂治疗时,该检测才有效。Cl^- 的尿丢失量增加也可发生于盐皮质激素过量综合征。

Cl^- 还可通过呕吐、洗胃、先天性高氯性腹泻等胃肠道途径丢失,称为肾外氯离子丢失。由于这些 Cl^- 不会在尿液中丢失,因此尿液 Cl^- 水平低于 10mmol/L。

8.5　代谢性碱中毒的治疗

治疗取决于代谢性碱中毒的病因。补液对大多数由呕吐或利尿剂引起的脱水病例都有效,特别是在给予生理盐水($NaCl$)时,生理盐水可代替丢失的 Cl^- 和液体,这被称为"盐水反应性"或"氯化物反应性"代谢性碱中毒。

一些患者可能有复杂的治疗需求,接受利尿剂的患者可能需要限制液体(例如,心力衰竭)。在这种情况下治疗可能更加困难,如果临床条件允许,可以尝试停止或减少利尿剂(袢利尿剂或噻嗪类利尿剂)作为临时措施,这种策略的前提是心力衰竭症状比较轻微,在此阶段合用保钾的利尿剂是有帮助的,因为减少 K^+ 丢失可以纠正低钾血症和代谢性碱中毒,需要注意的是,保钾利尿剂会导致代谢性酸中毒。

镇吐药可以减少呕吐。通过服用质子泵抑制剂或 H_2 受体阻滞剂,可以通过抑制胃酸分泌来减少胃误吸和随之而来的 H^+ 损失。

其他疗法取决于病因。原发性醛固酮增多症患者对生理盐水无反应。这被称为"耐盐水性"或"耐氯化物性"代谢性碱中毒,需要适当的药物或手术治疗,螺内酯可用作临时治疗。

类固醇过量综合征,如库欣综合征、盐皮质激素过量综合征或原发性醛固酮增多症,需要适当的药物和手术治疗,保钾利尿剂,如螺内酯可以用作临时治疗方案。

巴特综合征应用钾补充剂、保钾利尿剂、血管紧张素转换酶抑制剂和非甾体抗炎药治疗。利德尔综合征应用保钾利尿剂治疗,如阿米洛利或氨苯蝶啶,而不用螺内酯。

当患者体液容量超负荷或晚期肾衰竭或因碱中毒导致严重心律失常时,输注稀盐酸可用于治疗严重碱中毒(pH 值超过 7.55)。

透析是耐药患者的终极手段,可使用低 HCO_3^- 透析液进行血液透析。

一项荟萃分析显示,在高碳酸血症后代谢性碱中毒患者中使用乙酰唑胺可缩短通气时间,改善血气[1]。

正如我们所见,代谢性碱中毒通过通气不足来补偿。前面的章节中也提到,在碱中毒中,血红蛋白向组织释放的氧气较少(氧解离曲线向左移动),可能导致组织缺氧。所以,给碱中毒患者吸氧是个明智之举,不能忽视。

8.6　病例分析

病例 1:女性,41 岁,主诉口周刺痛数小时,因下肢水肿而服用噻嗪类药物。血气分析显示:

pH 值: 7.49;$PaCO_2$:29mmHg (3.9kPa); PaO_2: 105mmHg (14kPa); HCO_3^-:22mmol/L。

问题　　　请做出诊断。

回答　　　pH 值是碱性的。$PaCO_2$ 降低提示呼吸性碱中毒。这位患者因惊恐发作而过度通气。

病例 2:女性,19 岁,身体瘦弱,否认呕吐史,停经 6 个月。血气分析显示:

pH 值:7.47;$PaCO_2$:47mmHg(6.2kPa);PaO_2:90mmHg(12kPa);HCO_3^-:34mmol/L。

问题　请解释这些结果。

回答　pH 值是碱性的,$PaCO_2$ 升高,因此,这不是呼吸性碱中毒,而是一种代谢性碱中毒。如果我们还记得的话,每增加 1mmol HCO_3^-,$PaCO_2$ 就会增加 0.7mmHg。该患者 HCO_3^- 上升了 10mmol/L(34−24),因此 $PaCO_2$ 应该上升 7mmHg(10×0.7)。预期的 $PaCO_2$ 为 47mmHg(40+7),正常 $PaCO_2$ 应为 40mmHg。因此,其得到了最佳补偿,这意味着该疾病的存在时间已超过 24 小时。正如我们所了解的,代谢性碱中毒的常见原因是呕吐和利尿剂。该患者为疑似神经性厌食症,她可能长期在诱导呕吐或滥用利尿剂。

进一步检查,尿 Cl^- 为 8mmol/L,低于 30mmol/L,表明 Cl^- 丢失是肾外性的。这位患者后来承认,她确实在偷偷催吐。

病例 3:女性,41 岁,因摔倒入院,无利尿剂使用史,血压正常。血清 K^+ 为 3mmol/L(血清 K^+ 正常值是 3.5~5.5mmol/L)。

pH 值:7.49;$PaCO^2$:49mmHg(6.5kPa);PaO^2:97mmHg(13kPa);HCO_3^-:36mmol/L;尿 Cl^-:36mmol/L;尿 K^+:60mmol/L(尿 K^+ 正常值为<20mmol/L)。

问题　　请解释这些结果。

回答　　pH 值是碱性的，PaCO^2 升高，因此这不是呼吸性碱中毒，而是代谢性碱中毒，因为 HCO$_3^-$ 也增加了。尿 Cl$^-$ 和 K$^+$ 升高，提示肾脏 Cl$^-$ 和 K$^+$ 丢失。补偿达到最佳(HCO$_3^-$浓度每升高 1mmol/L，PaCO^2 浓度增加 0.7mmHg)。HCO^3 升高，比正常值 24mmol/L 高 12mmol/L，因此 12×0.7= 8.4。预期 PaCO$_2$ 为 48.4mmHg(40±8.4)。这位患者没有高血压，因此不太可能出现类固醇过多、肾动脉狭窄、恶性高血压、利德尔综合征、肾素分泌肿瘤。可能性存在于巴特综合征、甘草摄入、甘草酮摄入和氨基糖苷类治疗(如庆大霉素)等。这位患者没有使用甘草酮或氨基糖苷类药物治疗的病史，但患者后来坦白她吃了大量的甘草。

病例 4：女性，62 岁，因全身无力就诊，有高血压病史，每日服用 25mg 氯噻嗪和 5mg 氨氯地平。血清 K$^+$ 为 2.9mmol/L，尿素、肌酐正常。血气分析显示：

　　pH 值：7.47；PaCO$_2$：47mmHg(6.2kPa)；PaO$_2$：93mmHg (12.4kPa)；HCO$_3^-$：34mmol/L；尿 Cl$^-$：34mmol/L；尿 K$^+$：40mmol/L。

问题　　请做出诊断。

回答　　pH 值是碱性的，HCO$_3^-$增加，因此它是代谢性碱中毒。PaCO$_2$ 升高是补偿性的。尿中 Cl$^-$ 和 K$^+$ 增加，提示肾功能受损。因此，代谢性碱中毒是由噻嗪类(利尿剂)引起的，停用利尿剂，数周后对患者进行复查。经复查，血清 K$^+$ 仍低至 3.2mmol/L。因此，需要考虑其他原因，例如，类固醇

(待续)

（续）

过量、肾动脉狭窄、肾素分泌性肿瘤、利德尔综合征。患者的肾动脉磁共振血管造影显示右侧肾动脉明显狭窄。行血管成形术后，血清 K^+ 水平和血压恢复正常。注意：肾动脉狭窄、恶性高血压和肾素分泌性肿瘤可引起继发性醛固酮增多症，导致尿 K^+ 丢失。

病例 5：女性，65 岁，因肺炎和中性粒细胞减少性败血症入院，有骨髓发育不良史，血压正常。入院后行静脉输注哌拉西林和庆大霉素治疗。几天后，患者血清电解质开始下降，最低值为：

Na^+：134mmol/L；K^+：2.2mmol/L；Cl^-：92mmol/L；血清钙1.8mmol/L（7.4mg/dL）（正常值是 2.2~2.7mmol/L 或 8.5~10.5mg%）；血清镁：0.58mmol/L（1.16mg/dL）（正常值是 0.8~1.10mmol/L）。血气分析显示：

pH 值：7.46；$PaCO^2$：46mmHg（6.26kPa）；PaO_2：75mmHg（10kPa）；HCO_3^-：32mmol/L；尿 K^+：42mmol/L。患者没有服用任何利尿剂，也没有呕吐。

问题	请分析这个病例。
回答	• pH 值是碱性的。
	• HCO_3^- 升高提示代谢性碱中毒。
	• $PaCO_2$ 略有升高，符合代谢性碱中毒的代偿。
	• PaO_2 降低，该患者患有导致缺氧的大叶性肺炎。

该患者没有任何呕吐,也没有接受任何利尿治疗,解释了代谢性碱中毒的原因。此外,尿 K^+ 升高提示肾脏电解质丢失。血清钙降低,可能继发于低镁血症。低血钾、代谢性碱中毒、低镁血症多见于巴特综合征,患者以儿童为主。由于庆大霉素的肾毒性导致髓袢上行环的粗大部分出现缺陷,因此这位患者出现了假性巴特综合征。另外,氨基糖苷类化合物会损害肾小管,导致电解质流失。

此外,该患者还接受静脉输注羧苄西林治疗,使得 Na^+ 向远端小管的输送增加,导致代谢性碱中毒。

（高豪杰 译）

参考文献

1. Tanios BY, Omran MO, Noujeim C, Lotfi T, Mallat SS, Bou-Khalil PK, et al. Carbonic anhydrase inhibitors in patients with respiratory failure and metabolic alkalosis: a systematic review and meta-analysis of randomized controlled trials. Crit Care. 2018;22(1):275.

第 **9** 章

混合性酸碱平衡紊乱

9.1 混合性酸碱平衡紊乱

混合性酸碱平衡紊乱较为常见却常被漏诊,既有趣又具有挑战性。除呼吸性碱中毒和呼吸性酸中毒的组合外,任何酸碱平衡紊乱的组合均有可能发生。

以下是引起混合性酸碱平衡紊乱的常见病因(不要对下述列表感到震惊,以下列表并不完全详尽,但能反映出问题的严重性)。

1.伴有慢性呼吸性酸中毒的 COPD 患者

• 可进展为肺炎,可导致急性或慢性呼吸性酸中毒。

• 可由于使用利尿剂和类固醇药物治疗,导致呼吸性酸中毒基础上并发代谢性碱中毒。

• 可由于疏忽或无知而使用镇静剂治疗,导致呼吸中枢抑制、呼吸性酸中毒加重。

• 可伴发感染,严重时可致脓毒症休克,可在呼吸性酸中毒基础上并发乳酸酸中毒(代谢性酸中毒)。

- 可由于接受机械通气治疗,引起高碳酸血症后碱中毒。
- 可因氨茶碱治疗引起呕吐,在呼吸性酸中毒基础上并发代谢性碱中毒。
- 可因抗生素治疗而引起腹泻,并在呼吸性酸中毒基础上并发 NAGMA。
- 可由于使用含氯化铵的咳嗽药物,在呼吸性酸中毒基础上并发 NAGMA。

2.其他常见的临床情况

- 水杨酸中毒患者可合并呼吸性碱中毒和高阴离子间隙代谢性酸中毒(乳酸酸中毒)。
- 合并乳酸酸中毒的败血症患者;过度通气(对于机械通气患者)可能会导致呼吸性碱中毒。
- 心脏骤停患者可合并乳酸酸中毒、呼吸性酸中毒和假性呼吸性碱中毒(本章后面将讨论一个病例)。
- 对于革兰阴性菌所致的肠感染患者,其可引起败血性休克,从而导致乳酸酸中毒(阴离子间隙升高),也可引起腹泻,从而导致正常阴离子间隙酸中毒。

3.对于合并高阴离子间隙代谢性酸中毒的肾衰竭患者,若出现以下情况,可出现混合性酸碱平衡紊乱

- 尿毒症性胃炎引起呕吐,继而引起代谢性碱中毒。
- 若患者出现腹泻,可引起正常阴离子间隙代谢性酸中毒。

4.糖尿病患者可合并

- 糖尿病酮症酸中毒(DKA)。
- Ⅳ型肾小管酸中毒(RTA)。

- 并发 DKA 患者因呕吐而引起的代谢性碱中毒。
- 并发 DKA 患者因腹泻而引起的正常阴离子间隙代谢性酸中毒。
- DKA 治疗期间引起的正常阴离子间隙酸中毒(具体解释详见前面章节)。
- 接受碳酸氢钠治疗的 DKA 患者可发生代谢性碱中毒。
- 接受二甲双胍治疗的 1 型糖尿病患者可发生乳酸性酸中毒。

5.特殊情况

- 妊娠期女性可能因其过度呼吸而出现呼吸性碱中毒。若患者发生呕吐,还可合并代谢性碱中毒。
- 伴有慢性呼吸性碱中毒的肝硬化患者可因使用袢利尿剂或呕吐而引起代谢性碱中毒,表现出混合性酸碱平衡紊乱症状。患者也可因螺内酯治疗而并发 NAGMA。
- 心脏骤停治疗期间:过度通气可引起呼吸性碱中毒;缺氧可引起乳酸酸中毒(高阴离子间隙);碳酸氢盐治疗以及乳酸自然转化为碳酸氢盐,会导致代谢性碱中毒。因此,可引起三种酸碱平衡紊乱。

9.2　如何诊断混合性酸碱平衡紊乱疾病?

诊断各种混合性酸碱平衡紊乱疾病并不难,须遵守以下原则:

- 遵循简单的代偿原则。

・考虑各种可能出现的临床情况。查看病史,寻找最佳代偿的时间。

9.3　简单代偿规则的修订

(1)注意:如果没有混合性酸碱平衡紊乱,$PaCO_2$ 和 HCO_3^- 向同一方向移动。

(2)最佳代偿也很难将 pH 值调至正常水平(也存在一些例外)。因此,如果 $PaCO_2$ 和 HCO_3^- 水平紊乱,而 pH 值正常,怀疑为混合性酸碱平衡紊乱疾病。

(3)代偿公式。

・对于急性呼吸性酸中毒

$PaCO_2$ 每升高 $10mmHg(1.33kPa)$,HCO_3^- 约增加 $1mmol/L$,pH 值约降低 0.07。

・对于慢性呼吸性酸中毒

$PaCO_2$ 每升高 $10mmHg(1.33kPa)$,HCO_3^- 约增加 $4mmol/L$,pH 值约降低 0.03。

・对于急性呼吸性碱中毒

$PaCO_2$ 每降低 $10mmHg(1.33kPa)$,HCO_3^- 约下降 $2mmol/L$,pH 值约增加 0.08。

HCO_3^- 的最大代偿限值为 $18mmol/L$。这意味着如果呼吸性碱中毒时 HCO_3^- 低于 $18mmol/L$,则合并其他导致低 HCO_3^- 的原因,即代谢性酸中毒。

・对于慢性呼吸性碱中毒

$PaCO_2$ 每降低 $10mmHg(1.33kPa)$,HCO_3^- 约下降 $5mmol/L$,

pH 值约增加 0.03。

HCO$_3^-$ 的最大代偿限值为 12~15mmol/L。

- 对于代谢性酸中毒

预期 PaCO$_2$ 为 (1.5×HCO$_3^-$)+8±2mmHg。

当代谢性酸中毒患者的血浆碳酸氢盐<20mmol/L 时，该公式预测效果最好。

急性代谢性酸中毒的代偿往往略大于慢性代谢性酸中毒。急性酸中毒的最低 PaCO$_2$ 水平通常约为 1.3kPa，慢性酸中毒通常为 2~2.7kPa。

有趣的是，最大代偿性代谢性酸中毒的预期 PaCO$_2$ (mmHg)水平大约等于 pH 值的最后一位数字。例如，一位患者的动脉血 pH 值为 7.30，则预期 PaCO$_2$ 为 (30±2)mmHg。

- 对于代谢性碱中毒

预期 PaCO$_2$ 为 (0.7×HCO$_3^-$)+20±5mmHg。

简便记忆方法：HCO$_3^-$ 每增加 1mmol/L，PaCO$_2$ 增加 0.7。

代谢性碱中毒时，机体试图通过保留二氧化碳进行代偿。换句话说，机体会通气不足，引起缺氧。

因此，代谢性碱中毒的代偿受到缺氧的限制，PaCO$_2$ 很少超过 8kPa(60mmHg)。

代谢性碱中毒的代偿是动态变化的，小到最小代偿到大到最佳代偿。

(4)达到最佳代偿的时间。

- 急性呼吸性碱中毒和酸中毒：1~2 小时。
- 慢性呼吸性碱中毒和酸中毒：4~5 天。

- 代谢性酸中毒和碱中毒:12~24 小时。

(5)记住 $PaCO_2$ 和 HCO_3^- 水平应该同向变化,即两者应该同时增加或减少。如果二者变化水平相反,一定怀疑是混合性酸碱平衡紊乱。

(6)一定要计算 AG。

- 将代谢性酸中毒分为正常 AG 或高 AG 酸中毒。
- 注意 Δ。
- 如果需要,可计算渗透压间隙。
- 避免 AG 的可能陷阱:①观察 Na^+ 水平;②观察白蛋白水平。

(7)始终考虑完整的临床情况,全面思考,而不是仅就单个器官考虑。

(8)如果怀疑"过度代偿",一定要考虑混合性酸碱平衡紊乱。

注意:慢性呼吸性酸中毒合并代谢性酸中毒的患者可能只将碳酸氢盐降低到适合急性呼吸性酸中毒的水平。因此,正确的诊断取决于病史分析和对既往酸碱测量结果的分析。

9.4　病例分析

病例 1:男性,46 岁,因"眼部疾病"常年服用乙酰唑胺。发病前一天晚上食用外卖,腹泻 10 次,后因身体不适来急诊科。

血液检查结果如下:

血清 Na+	138mmol/L
血清 K+	5mmol/L
血清 Cl-	113mmol/L

血液中 Cl- 水平升高, 提示须进行 ABG 检查:

pH 值	7.32
$PaCO_2$	37mmHg(4.4kPa)
PaO_2	97mmHg(13kPa)
HCO_3^-	18mmol/L

动脉血气分析的诊断是什么?

回答:pH 值酸性。HCO_3^- 降低, 因此为代谢性酸中毒。

在代谢性酸中毒中, 其预期 $PaCO_2$ 值(mmHg)=(1.5×HCO_3^-)+8±2

=(1.5×18)+8±2

=27+8±2mmHg

=37mmHg

=4.4kPa

预期 $PaCO_2$ 值符合代偿区间, 再计算阴离子间隙。

AG=(Na++K+)-(Cl-+HCO_3^-)

=(138+5)-(113+18)

=143-131

=12

AG 在实验室水平上正常。K^+被加入公式计算,许多临床医生在计算 AG 时不包括 K^+,但在此例和下一个病例中都纳入了 K^+。注意当纳入 K^+计算时,AG 较原来升高 3.5~5.5mmol/L。这里 AG 取 11 只是为了简化。Cl^-水平升高到了 113mmol/L。

因此,这是一种正常 AG(高氯血症)代谢性酸中毒。

Δ=(AG 差值)/(HCO_3^-差值)

=(12–11)/(24–18)

=1/6

=0.16

Δ<小于 0.4,再次提示为正常 AG 代谢性酸中毒。

该患者正在服用的乙酰唑胺,可导致正常 AG 代谢性酸中毒。而小肠腹泻造成 HCO_3^-丢失,则加剧了正常 AG 代谢性酸中毒。

病例 2:男性,24 岁,救护车送至急诊科。患者酗酒,身体不适一周,到达急诊时收缩压为 80mmHg,昏睡状态。呼吸频率为 28 次/分。肺部听诊为双侧哮鸣音。入院后,立即予吸入 60%氧气,行补液抗休克治疗。动脉血气分析检查结果如下:

pH 值	7.24
PaO_2	55mmHg(7.3kPa)
$PaCO_2$	33mmHg(4kPa)
HCO_3^-	14mmol/L(mEg/L)

血清 Na^+	135mmol/L
血清 K^+	5mmol/L
血清 Cl^-	99mmol/L

动脉血气分析的诊断是什么？

回答：pH 值酸性。$PaCO_2$ 值较低，因此不是呼吸性酸中毒，而是代谢性酸中毒。

$AG=(135+5)-(99+14)$

$=27mmol/L$

$\Delta=(AG 差值)/(HCO_3^- 差值)$

$=(27-11)/(24-14)$

$=16/10$

$=1.6$

Δ 为 1.6，是典型的乳酸酸中毒。患者还合并缺氧、I 型呼吸衰竭。

计算肺泡–动脉氧分压差（PAO_2-PaO_2）：

$PAO_2=PiO_2-(PaCO_2/0.8)$

$PiO_2=FiO_2×(大气压-水蒸气压力)$

$PiO_2=0.6×(101-6.2)kPa 或 0.6×(760-47)mmHg$

$PiO_2=0.6×94.8kPa 或 0.6×713mmHg$

$PiO_2=56.88kPa 或 427.8mmHg$

$PAO_2=PiO_2-(PaCO_2/0.8)$

其中 0.8 是呼吸熵的近似值，但不适用于 FiO_2 较高时。因此，我们在此计算中不使用 0.8。

PAO$_2$=56.8-(4)kPa 或 427-(33)mmHg

PAO$_2$=56.8-4 或 427-33

PAO$_2$=52.8kPa 或 394mmHg

PAO$_2$-PaO$_2$=51.8-7.3kPa 或 394-55mmHg

PAO$_2$-PaO$_2$=44.5kPa 或 339mmHg

该值大于 3kPa(或超过 25mmHg),提示肺部有病理性改变。胸片显示双侧支气管肺炎。所以,该患者是脓毒性休克乳酸性酸中毒,其血乳酸水平为 24mmol/L。对该患者使用正性肌力药物、多巴酚丁胺、抗生素,并进行补液和通气治疗,效果良好。

注意,在乳酸酸中毒时,多巴酚丁胺相较于其他药物(如肾上腺素)是首选的正性肌力药物。

病例 3:女性,19 岁,患 1 型糖尿病,因未进食而连续 2 天未使用胰岛素, 出现呕吐症状。该患者有多尿和多饮症状,呼吸频率为 30 次/分。尿试纸试验显示有大量的葡萄糖和酮。动脉血气分析检查结果如下:

pH 值	7.22
PaCO$_2$	22mmHg(2.9kPa)
PaO$_2$	71mmHg(2.9kPa)
HCO$_3^-$	9mmol/L

血清 Na$^+$	131mmol/L
血清 K$^+$	4mmol/L
血清 Cl$^-$	99mmol/L

诊断是什么?

回答:pH 值为酸性,$PaCO_2$ 降低,因此不是呼吸性酸中毒,而是代谢性酸中毒。HCO_3^- 降低,再次提示代谢性酸中毒。

AG=(131+4)-(99+9)

=27mmol/L

AG 升高,因此其为高 AG 代谢性酸中毒。

Δ=(27-11)/(24-9)

=16/15

=1.01

Δ 为 1,是典型的糖尿病酮症酸中毒(DKA)。

预期 $PaCO_2$ 值(mmHg)=(1.5×HCO_3^-)+8±2

=(1.5×9)+8±2

=21.5mmHg

测量到的 $PaCO_2$ 为 22mmHg,相当接近 22mmHg。

尽管 PaO_2 值很低,但患者处于过度通气状态。患者肺部有什么病理变化呢?

肺泡-动脉氧分压差(PAO_2-PaO_2):

$PAO_2=PiO_2-(PaCO_2/0.8)$

$PiO_2=FiO_2×$(大气压-水蒸气压力)

=0.21×(101-6.2)kPa 或 0.21×(760-47)mmHg

=0.21×94.8kPa 或 0.21×713mmHg

PiO_2=19.9kPa 或 149.73mmHg

PAO_2=19.9-(2.9/0.8)kPa 或 149-(22/0.8)mmHg

=19.9−3.6kPa 或 149−17.6mmHg

=16.3kPa 或 131mmHg

$PAO_2−PaO_2$=16.3−9.4kPa 或 131−71mmHg

=6.9kPa 或 60mmHg

肺泡−动脉氧分压差超过 3kPa(或 25mmHg),提示肺部病理性改变。

该患者胸片显示有大面积肺炎。

病例 4:男性,65 岁,患有 COPD,居家治疗,每天使用喷雾器和氟磺胺 40mg。自述尿量减少病史。患者呕吐两次,食欲缺乏,伴有呼吸困难加重。动脉血气分析检查结果如下:

pH 值	7.15
$PaCO_2$	60mmHg(8kPa)
PaO_2	65mmHg(8.6kPa)
HCO_3^-	22mmol/L

血肌酐	330μmol/L
血尿素	18mmol/L

血清 Na^+	135mmol/L
血清 K^+	4mmol/L
血清 Cl^-	92mmol/L

诊断结果如何？

回答：pH 值酸性。可能是呼吸性酸中毒、代谢性酸中毒或混合性酸中毒。

$PaCO_2$ 值升高，HCO_3^- 值降低。变化方向相反，存在混合性酸中毒的可能性。

先考虑呼吸性酸中毒。

$PaCO_2$ 升高，PaO_2 降低，符合 II 型呼吸衰竭。

[注意：慢性呼吸性酸中毒时，$PaCO_2$ 每升高 10mmHg（1.3kPa），pH 值应下降 0.03。]

因此，预期 pH 值为 7.34。实际 pH 值是 7.15，远低于预期值，表明还存在代谢性酸中毒。

此外，$PaCO_2$ 每增加 10mmHg（1.3kPa），HCO_3^- 应增加 4mmol/L。预期 HCO_3^- 应为 32mmol/L（24+8）。测得 HCO_3^- 为 22mmol/L，再次提示可能发生代谢性酸中毒。

$$AG=(135+4)-(90+22)$$
$$=27$$

AG 升高至 27mmol/L。因此，可能存在高 AG 代谢性酸中毒。

下一步计算 Δ：

Δ=AG 差值/HCO_3^- 差值
$$=(27-11)/(24-22)$$
$$=16/2$$
$$=8$$

Δ 为 8，提示代谢性酸中毒。非常高的 Δ 表明，升高的 HCO_3^- 可能是慢性呼吸性酸中毒的代偿。由于反复呕吐引起的代谢性碱中毒,碳酸氢盐水平也可升高。

该患者的血肌酐水平升高,存在急性肾损伤的可能性,导致高 AG 酸中毒。

Δ为 8,也可能是由于代谢性碱中毒引起的 HCO_3 升高。该患者存在呕吐,且正在服用利尿剂,都可引起代谢性碱中毒。在这种情况下,pH 值应该会高于预期值 7.35。相反,pH 值下降,提示代谢性酸中毒。该患者患有由肾衰竭引起的高 AG 代谢性酸中毒和慢性呼吸性酸中毒。

病例 5:女性,68 岁,患有 COPD,因病情恶化入院。通过低流量氧气治疗及抗生素和雾化剂治疗,病情有所改善。最近的动脉血气分析结果显示:

pH 值	7.40
$PaCO_2$	45mmHg(6kPa)
PaO_2	67.5mmHg(9kPa)
HCO_3^-	27mmol/L

患者预计第二天出院。然而当天晚上,该患者邻床患者心脏骤停。由于抢救复苏的噪声,该患者无法入眠。23 点左右,患者要求夜间镇静治疗,遂给予替马西泮 10mg。凌晨 3 点左右,护士发现患者发绀,呼吸频率为 8 次/分。立即行动脉血气分析,结果显示:

pH 值	7.26
PaCO$_2$	60mmHg(8kPa)
PaO$_2$	45mmHg(6.6kPa)
HCO$_3^-$	29mmol/L

患者发生了什么情况?

回答:Ⅱ型呼吸衰竭。pH 值酸性,PaCO$_2$ 和 HCO$_3^-$ 均升高,提示呼吸性酸中毒。

第二次动脉血气分析结果显示,HCO$_3^-$ 升高,pH 值下降,符合急性呼吸性酸中毒。

由于药物镇静作用,抑制了呼吸中枢,导致中枢通气不足。

对患者使用氟马西尼、吸低流量氧气和雾化吸入沙丁胺醇,4 小时后患者病情有所好转。

尽管这种临床情况越来越罕见,但作者已经见过很多这样的病例。

病例 6:男性,27 岁,因痔疮导致的直肠出血入院,收至外科病房。患者血细胞计数正常。痔疮结扎术后不久,患者出现发热,呼吸急促、精神错乱。

复查血常规:

血红蛋白	130g/L
白细胞	110×10^9/L
血小板	70×10^9/L

pH 值	7.33
$PaCO_2$	35mmHg(4.7kPa)
PaO_2	52.5mmHg(7kPa)
HCO_3^-	17mmol/L

血清 Na^+	132mmol/L
血清 K^+	6mmol/L
血清 Cl^-	99.2mmol/L

脉搏血氧仪显示血氧饱和度为 96%。

患者病情如何?

答:pH 值酸性。HCO_3^- 降低,$PaCO_2$ 虽然正常但较低,提示代谢性酸中毒。

$AG=(132+6)-(99+17)$

AG 升高至 22mmol/L。

AG 差值是 11(22-11);HCO_3^- 差值是 7(24-17)

$\Delta=11/7=1.5$

Δ 为 1.5,提示乳酸酸中毒。

该患者为急性髓系白血病,导致乳酸酸中毒。

注意:K^+ 水平升高,可能是由于酸中毒(可导致 K^+ 细胞外转移)或血细胞计数升高导致的假高钾血症。

注意:PaO_2 下降而血氧饱和度正常,可见于白血病患者,被称为"伪低氧血症",是由增多的白细胞消耗过多的氧气所致。在这种情况下,血液 PaO_2 较低,但血浆中 PaO_2

可正常。

病例 7: 男性, 68 岁, 因意识混乱入院。患者有膀胱癌病史, 一年前进行了全膀胱切除+回肠导管术(术后输尿管断端吻合至回肠导管, 通过皮下通道, 将回肠导管吻合在皮肤上, 形成永久性造口, 用接尿袋方式把尿液引出体外——译者注)。近 7 天, 患者腹痛, 自行服用过量的不明药物。呼吸频率为 28 次/分。外周灌注良好。血液检查结果如下:

血糖	5.7mmol/L
血尿素	6mmol/L
血肌酐	120μmmol/L
血清 Na^+	145mmol/L
血清 K^+	5mmol/L
血清 Cl^-	116mmol/L

pH 值	7.31
$PaCO_2$	18.7mmHg(2.5kPa)
PaO_2	90mmHg(12kPa)
HCO_3^-	9mmol/L

患者诊断如何?

答: pH 值酸性。HCO_3^- 降低, 提示为代谢性酸中毒。

AG=(145+5)-(116+9)

=25

AG 升高至 25mmol/L。

血清乳酸水平为 15mmol/L,提示乳酸性酸中毒,是导致高 AG 酸中毒的原因之一。其原因未明。血液毒理学检查显示,患者服用了过量阿司匹林。

AG 差值是 14(25–11);HCO_3^-差值是 15(24–9)。

Δ=14/15

Δ 为 0.9(介于 0.4 和 1 之间),提示混合性代谢性酸中毒(高 AG 和正常 AG 酸中毒)。

Cl^- 水平升高也支持正常 AG 酸中毒(NAGMA)的额外可能性。

在这种情况下,正常的 AG 酸中毒是由于回肠导管梗阻所致(回肠导管吸收 Cl^-,通过交换 HCO_3^- 分泌到肠腔内。这会导致代谢性酸中毒)。

代偿情况:

代谢性酸中毒的预期 $PaCO_2$ (mmHg):$PaCO_2$=(1.5×HCO_3^-)+8±2

=(1.5×9)+8

=21.5mmHg 或 2.8kPa

然而,实际 $PaCO_2$ 低于预期 $PaCO_2$,表明可能存在呼吸性碱中毒,这可见于乙酰水杨酸中毒。

病例 8:男性,65 岁,患有 COPD,服用雾化支气管扩张剂和利尿剂。患者因呼吸急促入院,血流灌注正常。呼吸频率为 25 次/分。

pH 值	7.41
$PaCO_2$	65mmHg(8.6kPa)
PaO_2	61.5mmHg(8.2kPa)
HCO_3^-	40mmol/L

患者诊断如何？

回答：Ⅱ型呼吸衰竭。pH 值正常，$PaCO_2$ 和 HCO_3^- 升高，提示代偿性呼吸性酸中毒。

或者，患者也可能合并代谢性碱中毒或混合性酸碱疾病。

由于患者有 COPD 病史，首先考虑呼吸性酸中毒。

在慢性呼吸性酸中毒中，$PaCO_2$ 每升高 10mmHg(1.33kPa)，HCO_3^- 会增加 4mmol/L。$PaCO_2$ 为 65mmHg，因此预期 HCO_3^- 应上升 10mmol/L 而达到 34mmol/L（上升 10mmol/L，加上正常值 24mmol/L），但实际 HCO_3^- 值高于 34mmol/L。表明患者有额外的代谢性碱中毒，可能是由利尿剂引起。

再假设患者仅存在代谢性碱中毒。在代谢性碱中毒代偿中，HCO_3^- 每增加 1mmol/L，$PaCO_2$ 会增加 0.7mmHg。HCO_3^- 的上升量为 16(40–24)。$PaCO_2$ 的预期升高幅度是11.2mmol/L(16×0.7)，即预期 $PaCO_2$ 值是 52.2mmol/L(40+11.2)。

实际 $PaCO_2$ 值大于 65mmHg，表明除了代谢性碱中毒，还有额外的呼吸性酸中毒。

　　无论采取何种方法，都能得到唯一的诊断：呼吸性酸中毒和代谢性碱中毒引起的混合性酸碱平衡紊乱。

（张伟 译）

第 **10** 章
其他问题

10.1 动脉血气分析和静脉血气分析

正常动脉和静脉血气分析的典型值如下所示：

	动脉血气分析（ABG）	静脉血气分析（VBG）
pH 值	7.35~7.45	7.32~7.42
$PaCO_2$	35~45mmHg（5.3kPa）	38~52mmHg（6.1kPa）
PaO_2	93~100mmHg（12.6kPa）	28~48mmHg（5.3kPa）
HCO_3^-	22~26mmol/L	19~25mmol/L

现在，请看下面一位患有下壁和右心室心肌梗死，合并低血压患者的动脉血气分析：

pH 值	7.44
$PaCO_2$	34mmHg（4.5kPa）
PaO_2	83mmHg（11kPa）
HCO_3^-	23mmol/L

根据上面的报告,看起来 pH 值几乎正常(但略偏碱),$PaCO_2$ 较低,表明呼吸性碱中毒的可能性。HCO_3^- 接近正常值,这是可以解释的。呼吸性碱中毒需要 4~5 天才能得到完全代偿。这位特殊的患者患有急性疾病,所以他的呼吸性碱中毒还没有得到代偿。

然而,在心源性休克或心脏压塞等情况下,事情并不简单。

现在请看该患者的静脉血气分析:

pH 值	7.26
$PaCO_2$	65mmHg(8.6kPa)
PaO_2	40mmHg(5.3kPa)
HCO_3^-	29mmol/L

VBG 显示严重的呼吸性酸中毒,这是机体当前状况的真实反映。同时,ABG 显示呼吸性碱中毒。这被称为"假性呼吸性碱中毒"。

在右侧心力衰竭或右侧心肌梗死中,外周静脉血被泵入肺部的量减少。这会导致 CO_2 在外周静脉滞留,从而导致呼吸性酸中毒。然而,已减少的外周静脉血流入肺部后(如果此时肺功能正常),到达肺部的少量 CO_2 会被大量排出,使得外周动脉血中 $PaCO_2$ 下降,从而产生呼吸性碱中毒的假象。

这种情况在心脏骤停时可能会更显著。

因此,对于心源性休克、心包压塞和心脏骤停等心脏急症患者,进行 VBG 和 ABG 是明智的。VBG 在休克和高碳酸血症状态下特别有用。

事实上,VBG 在临床实践中很有用。

10.2 药物和酸碱平衡紊乱

- 镇静剂、毒品、麻醉剂和乙醇(酒精)会抑制呼吸中枢,导致呼吸性酸中毒。
- 肌肉松弛剂可导致换气不足和呼吸性酸中毒。
- 阿司匹林过量会导致乳酸酸中毒和呼吸性碱中毒。
- 对乙酰氨基酚过量可导致肾衰竭和高阴离子间隙代谢性酸中毒。
- 治疗剂量的二甲双胍和过量的异烟肼可导致乳酸酸中毒。
- 硝普钠可引起氰化物中毒,可导致乳酸酸中毒。
- 青霉素和羧苄西林等抗生素可能含有钠盐,会导致阴离子间隙增加。它们还将更多的 Na^+ 输送到远端小管,将 Na^+ 交换为 K^+ 和 H^+,导致轻度代谢性碱中毒。
- 袢利尿剂和噻嗪类利尿剂可通过上述相同机制引起代谢性碱中毒。
- 螺内酯、乙酰唑胺、两性霉素 B、锂、非甾体抗炎药、喷他脒和过期的四环素可引起正常阴离子间隙代谢性酸中毒。这些药物可能导致肾小管功能障碍。
- 氨基糖苷类可引起 RTA,其可引起近端肾小管病变。如果远端小管也受到影响,则出现假性巴特综合征(与代谢性碱中毒有关)。

• 三环类抗抑郁药和茶碱中毒可引起代谢性酸中毒,茶碱毒性与低钾血症和酸中毒的组合有关。

• 长期使用较高剂量的类固醇会导致代谢性碱中毒。

• 长期滥用泻药可导致各种疾病,具体取决于其作用部位。由于碳酸氢盐的丢失,小肠腹泻会导致正常阴离子间隙代谢性酸中毒。另一方面,大肠腹泻可因氯离子丢失而引起代谢性碱中毒。氯化钙、硫酸镁和考来烯胺等药物会导致肠道中 HCO_3^- 丢失,从而导致代谢性酸中毒。

• 任何导致严重低钾血症的药物都会导致呼吸肌衰竭,进而导致换气不足和呼吸性酸中毒。

• 用于治疗人类免疫缺陷(HIV)综合征的抗反转录病毒药物可通过多种机制引起乳酸酸中毒。

• 托吡酯是碳酸酐酶抑制剂,所以会引起代谢性酸中毒。

• 丙戊酸可引起阴离子间隙代谢性酸中毒。

• 代谢性酸中毒也可见于铁或布洛芬中毒。

注意:此列表并非详尽无遗,仅代表了一些常见情况的示例,有数百种药物会损伤肺、肝或肾,导致各种酸碱平衡紊乱。

10.3　乳酸酸中毒要点

• 在纯乳酸酸中毒中,由于细胞内缓冲作用,阴离子间隙(AG)的增加超过 HCO_3^- 的减少。

- 在乳酸酸中毒中,如果出现以下情况,阴离子间隙(AG)可能是正常的:

　　- 乳酸酸中毒是轻微的。

　　- 乳酸酸中毒是短暂的。这可能发生在抽搐中,乳酸离子在细胞内移动,Cl⁻从细胞中出来,导致高氯血症(正常 AG 高氯性酸中毒)。

- 乳酸酸中毒会改变酮(β-羟基丁酸盐与乙酰乙酸)的比例。硝普钠尿检测条仅检测乙酰乙酸,可对酮测出假阴性。

- 肾上腺素可增加乳酸酸中毒的水平。因此,在与乳酸酸中毒相关的休克治疗中,多巴酚丁胺优于多巴胺或肾上腺素。

10.4　酸中毒和碱中毒要点

- DKA 是一种高 AG 酸中毒,但在治疗过程中可进展为正常 AG 酸中毒,因为 Cl⁻被 NaCl 替代。

- 在血清肌酐水平超过 $300\mu mol/L$ 之前,肾衰竭不会导致代谢性酸中毒。然而,急性肾衰竭的血清肌酐水平可能被低估,值得注意。

- 在存在低钠血症的情况下,即使在"正常氯化物"水平下也可能发生正常 AG 酸中毒。

- 草酸钙结晶存在于乙二醇中毒的尿液中。但请注意,它们也存在于 RTA 引起的泌尿系统结石中。

- 低钾血症和酸中毒的组合常见于三种情况:RTA、小肠腹泻和茶碱中毒。

- 对于慢性呼吸性酸中毒患者或慢性肾衰竭患者,止咳剂中的氯化铵可加重酸中毒。

- 在慢性肾衰竭、DKA、乳酸酸中毒、乙二醇中毒、甲醇中毒等情况下,渗透压间隙增加。

- 对疑似乙二醇或甲醇中毒的患者进行检查时,毒物可能已被代谢,这可导致渗透压间隙正常化,而升高的 AG 仍然存在。因此,正常的渗透压差并不能排除中毒。在怀疑中毒时,谨慎的做法是立即开始使用甲吡唑(已有前瞻性研究表明其优于乙醇)或乙醇进行预防性治疗,以防止不可逆的损害,同时等待检验结果。

- 羧苄西林或青霉素等抗生素制剂可能含有钠盐。它们可以增加阴离子间隙,甚至可以增加向集合小管的钠输送(Na^+被吸收,H^+被分泌)而导致代谢性碱中毒。这是其中一个例子,其中升高的 AG 与代谢性碱中毒有关。

- 急性呼吸性碱中毒的代偿极限为 HCO_3^- 18mmol/L,而慢性呼吸性碱中毒是 12mmol/L。

- 代谢性酸中毒治疗后,HCO_3^- 可能在 $PaCO_2$ 之前恢复正常。

- 大量输血可引起代谢性碱中毒。储存的血液中含有柠檬酸盐,可转化为 HCO_3^-。

- 妊娠晚期,过度通气是正常的,$PaCO_2$ 为 32mmHg (4.2kPa)是正常的。

- 如果对代谢性酸中毒患者进行机械通气,应当采用过度通气,有助于将 CO_2 减少到代偿水平。否则,对于这些患者来说,正常的 $PaCO_2$ 就是高碳酸血症!

• 患有"盐水性或氯化物反应性"代谢性碱中毒的患者不应使用乳酸林格溶液。乳酸会在肝脏中转化为碳酸氢盐并加重碱中毒。

• 代谢性碱中毒患者通过通气不足来代偿。此外,在碱中毒时,血红蛋白向组织释放的氧气较少。因此,请不要忘记给这类患者吸氧。

10.5　胃肠病学要点

代谢性碱中毒见于以下胃肠道疾病:

• 反复呕吐。

• 严重的低蛋白血症。

• 先天性高氯性腹泻。

• 使用甘珀酸。

• 分泌 Cl^- 的绒毛状腺瘤。

• 大肠腹泻。

代谢性酸中毒见于以下胃肠道疾病:

• 小肠腹泻。

• 胰胆管引流。

• 小肠瘘。

• 输尿管乙状结肠造口术。

• 输尿管–回肠造口术。

• 阻塞的回肠导管。

• 分泌 HCO_3^- 的绒毛状腺瘤。

- 乳酸酸中毒见于肠系膜坏疽

- 胰腺炎和乳酸酸中毒,抗 HIV 治疗。

- D-乳酸酸中毒是一种由小肠综合征中的细菌过度生长产生的 D-乳酸过量。请注意,D-乳酸不属于常规测量项目,需要做特殊检测。

- 质子泵抑制剂(PPI)和鼻胃管同时使用,甚至可能导致代谢性酸中毒而不是碱中毒! 发生这种情况是因为 PPI 抑制了盐酸的分泌,但盐酸不会丢失,而 HCO_3 可能会从十二指肠抽吸中丢失,从而导致酸中毒。

- 慢性肝病患者通常不会出现乳酸酸中毒,除非存在增加乳酸产生或抑制肝脏摄取乳酸的情况。

10.6 H^+ 和 pH 值之间的关系

- pH 值是 H^+ 的负对数。因此,如果 H^+ 增加,pH 值降低。

- 下表显示了 H+ 与 pH 值的关系。

pH 值	H^+(单位 nmol/L)
7.80	16
7.75	18
7.70	20
7.65	22
7.60	25
7.55	28

(待续)

（续）

pH 值	H⁺(单位 nmol/L)
7.50	32
7.45	35
7.40	40
7.35	45
7.30	50
7.25	56
7.20	63
7.15	71
7.10	79
7.00	89
6.95	100
6.90	112
6.85	141
6.80	159

- 因此，如果我们知道 H⁺ 的水平，则可以从上表中找到 pH 值。

- 还有另一种简单的方法，即可以根据 H⁺ 得到 pH 值。用 80 减去 H⁺ 的值，可得出 pH 值的最后两位数字。

例如：

H⁺ 为 65，则 80–65=15，pH 值为 7.15。

H⁺ 为 50，则 80–50=30，pH 值为 7.30。

- 该表给出了精确的数字。计算出的 pH 值只是一个近似值。如果 H⁺ 超过 80 请务必检查该表。Henderson 公式

量化了 H^+、CO_2 和 HCO_3^- 之间的关系。它可以写作：

$$H^+=24\times(PaCO_2/HCO_3^-)$$

根据 Henderson 公式计算 H^+，然后将其与 pH 值相关联。这是为了检查给定的数据是否一致。

例如：

pH 值	7.50
$PaCO_2$	15mmHg
HCO_3^-	12

$$H^+=24\times(15/12)$$

$$H^+=30$$

用 80 减去 30 得 50。那么 pH 值的最后两位数大约为 50，这和给定的数据是一致的。该患者患有混合性酸碱平衡紊乱。

在临床实践中，我们不必执行这些烦琐的步骤，因为 ABG 或 VBG 分析将为我们提供 pH 值。

10.7　七步法总结

那么，解读血气分析的七个步骤是什么？

第 1 步：看 pH 值以确定酸碱状态。

第 2 步：看 $PaCO_2$ 水平，明确是呼吸性的还是代谢性的。

第 3 步：看 HCO_3^- 水平，明确是代谢性的还是代偿性的。

第 4 步：看代偿水平，结合患病时间，了解是否可能达到最佳代偿。

第 5 步：如果存在缺氧，则计算 PAO_2 和 PaO_2 的差值。

第 6 步：如果存在代谢性酸中毒，则计算阴离子间隙；如果阴离子间隙升高，则计算 Delta 因子和渗透压间隙；如果是正常阴离子间隙代谢性酸中毒，则计算尿阴离子间隙。

第 7 步：综合运用临床知识和智慧。

（周紫萱　译）

缩略语

ABG	动脉血气
ACTH	促肾上腺皮质激素
AG	阴离子间隙
BUN	血尿素氮
BUL	血尿素
CaO_2	动脉血氧含量
Cl^-	氯离子
CO_2	二氧化碳
COPD	慢性阻塞性肺部疾病
DKA	糖尿病酮症酸中毒
DO_2	氧输送
FiO_2	氧合指数
GFR	肾小球滤过率
H^+	氢离子
H_2CO_3	碳酸
H_2O	水
HCO_3^-	碳酸氢盐
K^+	钾离子
kPa	千帕
mEq/L	毫当量/升

mg/dL	毫克/分升
Mg^+	镁离子
mmHg	毫米汞柱
mmol/L	毫摩尔/升
mosmol/Kg of H_2O	毫摩尔/千克水
Na^+	钠离子
NIPPV	无创正压通气
O_2	氧气
$PaCO_2$	动脉血二氧化碳分压
PAO_2	肺泡氧分压
PaO_2	动脉血氧分压
PiO_2	吸入氧分压
RR	呼吸频率
RTA	肾小管酸中毒
SaO_2	动脉血氧饱和度
SpO_2	外周血氧饱和度
UAG	尿阴离子间隙
VBG	静脉血气

索　引